＼ねこ背は「10秒」で治る！／

身長が伸びる、やせる！

背伸ばし体操

清水 真
Makoto Shimizu

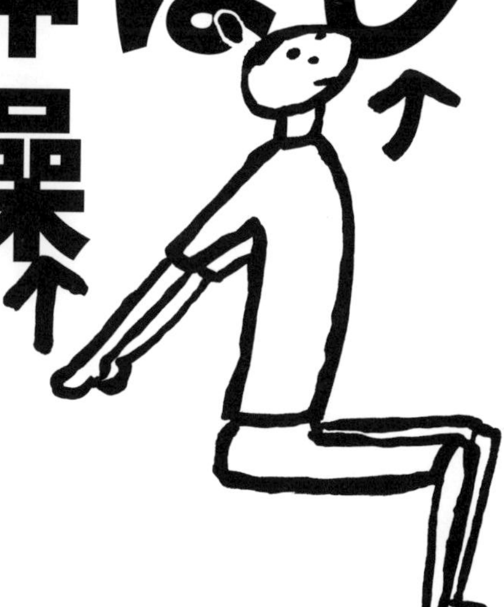

講談社

はじめに

はじめまして、清水真と申します。北海道・札幌市内を中心に治療院を運営する整体師です。

身長が190センチある私は、初対面の方に「背が高いですね。何か運動をされていたのですか?」とよく聞かれます。運動は、中学時代に野球をやっていた程度ですが、高校を卒業する頃、私は学年で一番背が高い生徒でした。しかし、背が高いせいで何かというと身をかがめていたからでしょうか、知らず知らずに首は前に傾き、背中を丸めた「ねこ背」の姿勢で生活するようになっていました。そして、社会人になったある時、健康診断で身長を測ると、高校卒業時には185センチだった身長が2センチ縮んでいたのです。ショックでした。まだそんな年齢でもないのに〝なぜ?〟

やがて整体師として患者さんと接するうちに、もう一つ〝なぜ?〟が増えました。患者さんの中には、不調が快復してもしばらくすると同じ悩みを訴えて、再び来院する方がいる……なぜなんだろう。自分の整体の腕が悪いのかな? と悩んでいたときに、ある先輩の紹介で、早稲田大学で講師をしている碓田《うすだ》琢磨《たくま》先生（虎ノ門カイロプラクティック院院長）の講座を受講するようになりました。学生たちと一緒に受けた碓田先生の「姿勢と健康」についての講義、そこで、私は、自分が抱いていた二つの〝なぜ?〟を解く答えを見つけたのです。

私の背が縮んだ理由、痛みやしびれなどくり返し起こる不調の原因のほとんどは、私たちの「姿勢」に関係しています。碓田先生に学んだこの〝姿勢学〟を、私は仕事にいかすだけでなく、日常生活でも実践し、自分なりに工夫したさまざまな体操を取り入れるようになりました。以来、私の身長はどんどん伸び始め、縮んだ2センチを取り戻して数年、今でも身長は伸び続けています。

本書では、こうした私自身の体験を通して、現在私の治療院で行なっている「背伸ばし体操」をより広く皆様に知っていただけるように、わかりやすく紹介しております。ぜひ皆様も私と一緒に背を伸ばし、より健康になりましょう。

ねこ背は「10秒」で治る！　身長が伸びる、やせる！　背伸ばし体操●目次

第3章　メタボも産後太りも怖くない「背伸ばし体操」でやせる！　109

プロローグ

ねこ背は姿勢の生活習慣病です

現代病の多くは生活習慣病といわれ、私たちがふだん
何気なく行っている習慣＝クセが深く関係しています。
生活の中で、健康に最も影響するクセとは何でしょうか？
それは「姿勢」です。
そして、数ある姿勢のクセの中でも現代人が陥りやすいのが
「ねこ背」。
肩こり、腰痛、疲れが取れないなど
体調不良が気になる人は、気づかないうちに
「ねこ背」という生活習慣病になっているのです。

日常生活には
ねこ背の危険がいっぱい！

ねこ背生活24時

あなたがふだん何気なくやっていることが、姿勢のクセとなってねこ背につながっていきます。ここで紹介するのは、ねこ背を招く生活習慣のほんの一部ですが、一つでも思い当たることがあったら、悪い姿勢を改善するように心がけていきましょう。

たとえば通勤中に……

朝

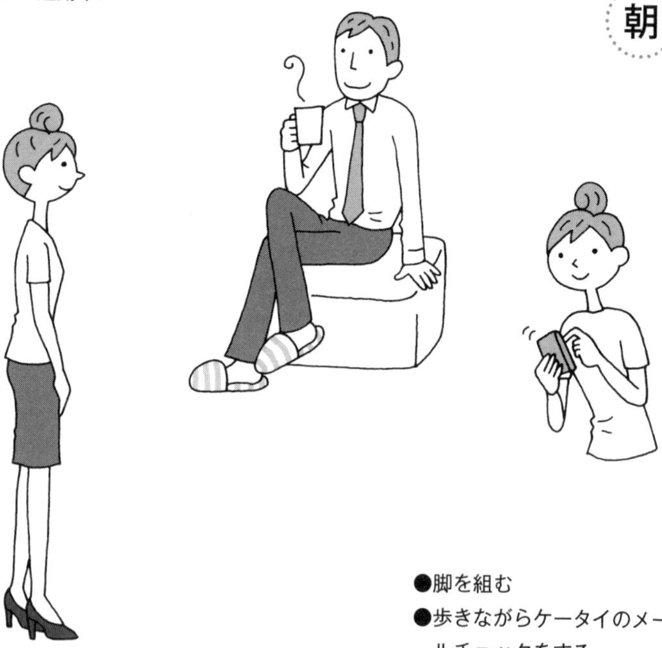

●脚を組む
●歩きながらケータイのメールチェックをする
●ハイヒールをよく履く

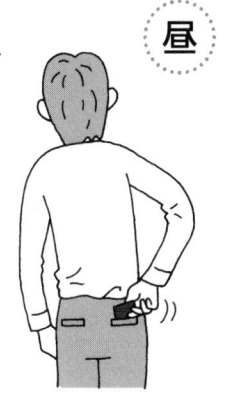

昼

仕事や勉強に
熱中すると……

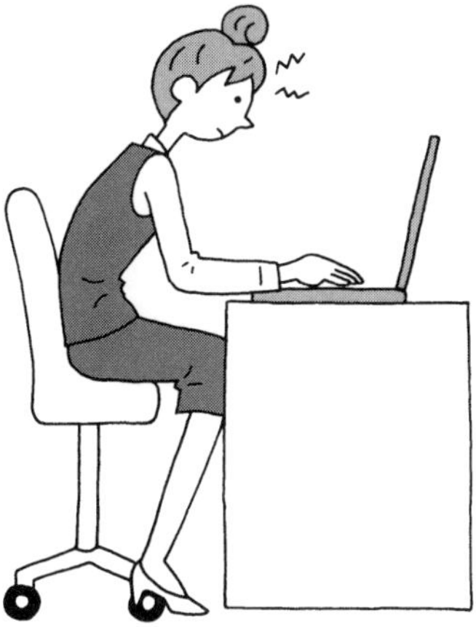

●前かがみの姿勢
●同じ姿勢を長時間続ける
●お尻のポケットに財布やケータイを入れる

夜　リラックスタイムも……

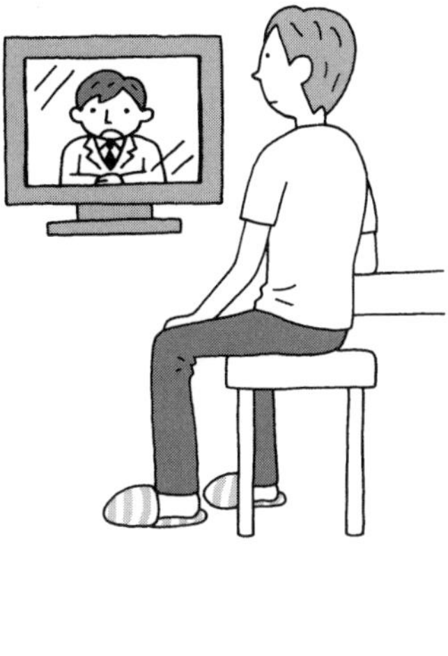

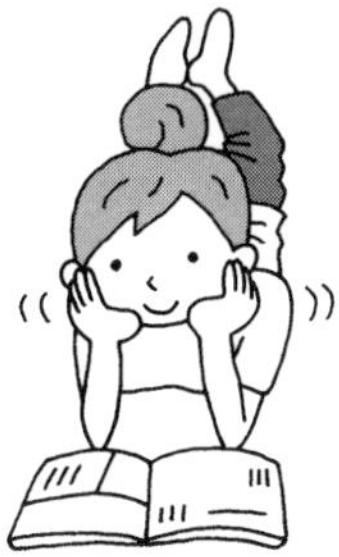

●テレビが座る位置の正面にない
●うつ伏せ、ごろ寝、横座りでテレビを見たり、読書をする

ねこ背になるとなぜいけないの？

歯磨きが健康によい習慣であるように、ねこ背を治して姿勢を正すことも健康によい影響を与えます。では、ねこ背はなぜいけないのでしょうか？　それには、大きく３つの理由があります。

Looks 見た目が悪い

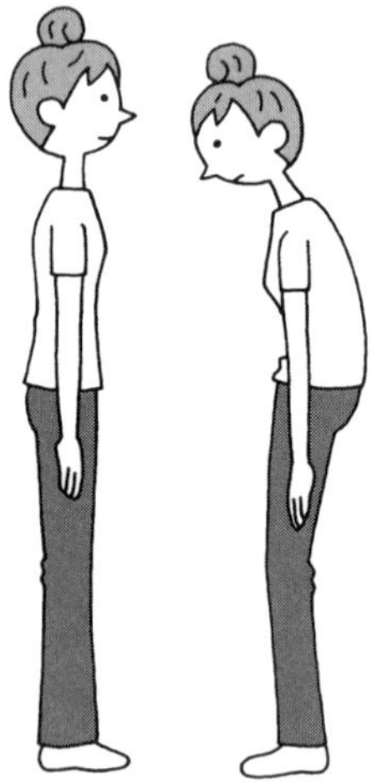

同じ体型、同じ服装でも
姿勢で見た目が違ってくる！

私たちの外見、つまり「格好」には、姿勢が影響しています。同じ体型、同じ服装でも、姿勢のよい人は、見た目も格好よく、人を引きつける魅力もアップ。逆に、ねこ背になると見た目が悪く、周囲の人にマイナスの印象を与えてしまいます。

Physical 体に悪影響がある

肩こり、腰痛、頭痛、
さらには内臓の機能
にも悪影響が……

背骨（脊柱《せきちゅう》）の中には、体のさまざまな働きに関わるたくさんの神経が走っています。ねこ背がクセになると、神経が圧迫を受け、さまざまな不快症状があらわれます。

Mental 精神的に悪影響がある

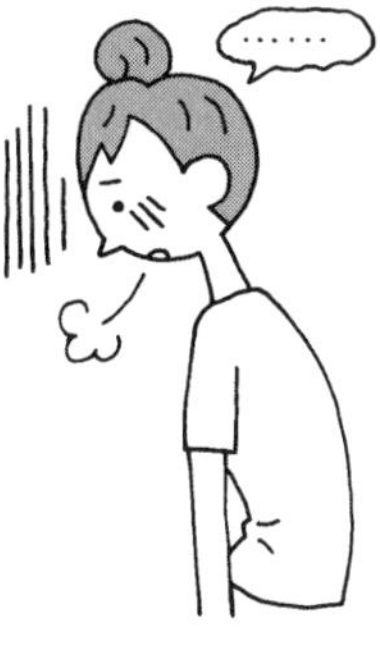

ねこ背がクセになると、
気力はダウン

背中を丸めていると、声が小さく、呼吸が浅くなります。これが、心の状態にも影響します。どことなく沈んで見えるだけでなく、精神的にも落ち込みやすくなるのです。

ねこ背治しの新生活習慣

［背伸ばし体操］を始めましょう

姿勢の悪いクセから生じたねこ背は、よいクセを身につけることで改善できます。本書では、1回たった3秒でねこ背を治す体操、さらに美容や健康の向上、正しい姿勢を維持できる体操をご紹介します。「ねこ背改善に効くトレーニング＝［背伸ばし体操］」を新しい生活習慣として、健康で若々しい体づくりを始めましょう。

基本 キャットレッチ

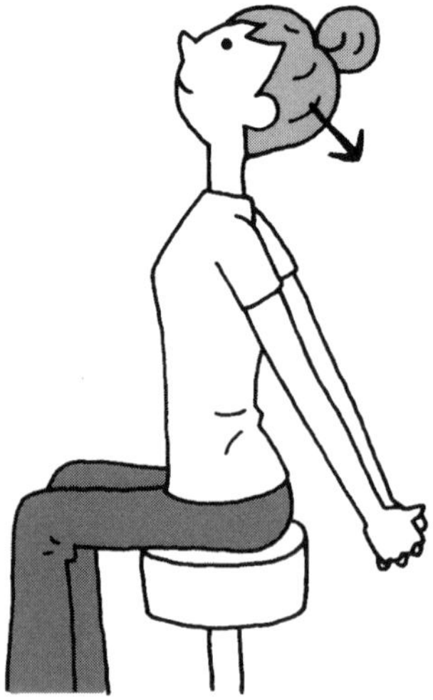

- ●ねこ背を治す気持ちのよいストレッチ
- ●1回3秒、1日合計20回以上を目標に実行する
- ●首、肩、背中のこりや痛みの緩和、体の歪み改善にも

体に多くの影響を与えるねこ背を改善する体操。第1章（P.19～67）で紹介しています。

目的別　身長UP、やせる、魅力UPの体操

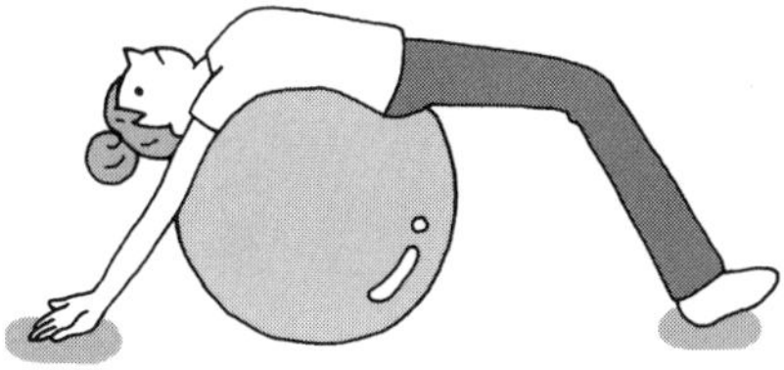

●身長を伸ばす、やせる、小顔になるなど悩みや目的に合わせて選べる体操
●ねこ背改善や正しい姿勢を維持するのにも役立つ

第2章（P.69〜107）と第3章（P.109〜133）で紹介します。

姿勢維持　背伸ばし筋トレ

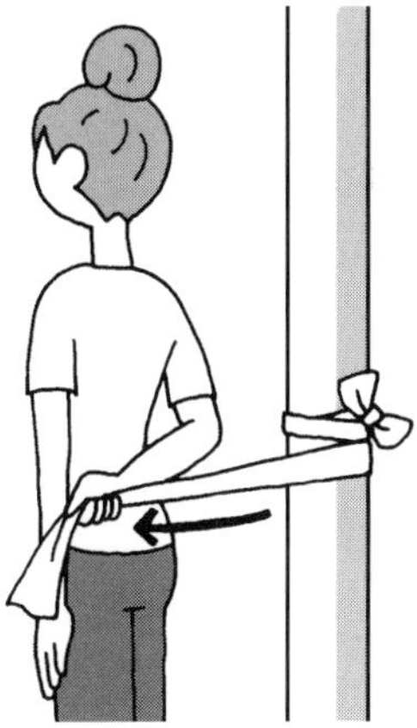

●正しい姿勢の維持に必要な筋肉を鍛える
●全身の筋力強化、運動能力アップにも有効

第4章（P.135〜157）で紹介します。

背伸ばししながら読むコラム

まずはお試し
肩甲骨を寄せてみよう

皆さんがこれから始める「ねこ背を治す体操」はとても簡単です。ただ現在ねこ背の人は、肩や背中の筋肉が硬くなっているので、最初は少しつらいかもしれません。そこで、チェックを兼ねてお試しキャットレッチをやってみましょう。

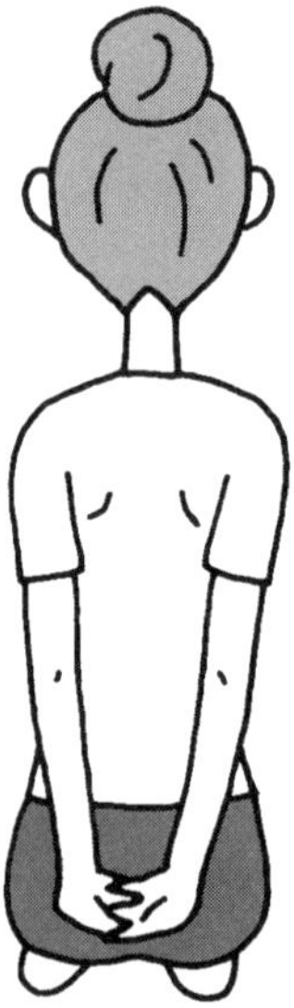

両腕を背中側にまわします。次に手のひらが上を向くようにして、両手の指を組んでみましょう。

腕を背中側にまわせない、指を組むのがつらいという人は、下のイラストのように肘を曲げて、肩甲骨をできるだけ中央に寄せるだけでもかまいません。

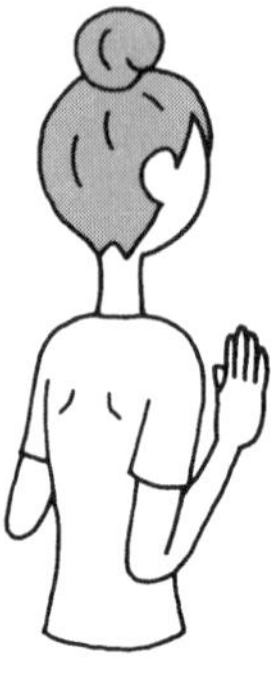

どうですか？　これだけでも、背筋がスッと伸びるはず。このときに感じる気持ちよさを覚えておいてください。

第1章

ねこ背を治して
姿勢を正す

老けて見える、印象がよくない。
肩こりや腰痛、内臓の機能低下といった
身体的な悪影響はもちろん
ねこ背をそのままにしておくと
気分もどんどん落ち込んでいきます。
いつの間にか身についてしまった姿勢の悪いクセは、
よいクセを習慣にして治しましょう。
あなたのねこ背は、キャットレッチで必ず治ります！

正しい姿勢は美と健康の大前提

◎姿勢が悪いとなぜいけないのか

街を歩いていると、職業柄か、どうしても〝姿勢〟が気になります。携帯電話を片手に、体をくの字に曲げながら歩いている男性。公園のベンチに脚を投げ出して座っている制服姿の女の子、地べたにベッタリ座り込んでいる学生もよく見かけます。おしゃれできれいな女性が、窮屈そうなハイヒールをカタカタいわせながら歩いているのを見ると、転んでしまうのではないかと心配になると同時にとても残念に思います。どんなに着飾っても、姿勢が悪いと〝格好よさ〟が半減してしまいます。

外見や姿を表す「格好」という言葉は、もともとは「恰好」と書きます。恰《あたか》も好し、形がちょうどよいというところから、姿、形が整った様子を「格好がよい」などと表現するようになったそうです。私たちの体は、骨格つまり姿勢によって見た目の良し悪しも変わります。美しい姿勢はそれだけで人を格好よく見せてくれます。現代人は、この「美しい姿勢を保とう」という意識が乏しいように思えてなりません。

姿勢の悪い人が増えている……。これは、仕事の現場でも最近よく感じるようになりま

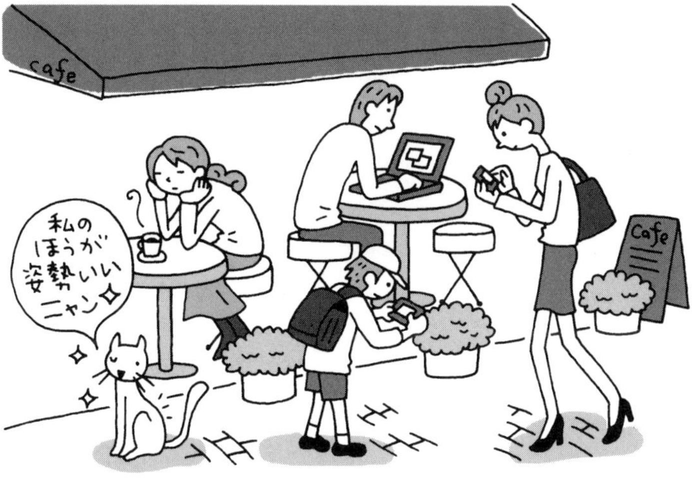

した。５歳の男の子が肩こりを訴えて私の治療院を訪れるご時世です。つまり肩こりの原因が、年齢や肉体的疲労だけではない、ということです。多くの日本人が悩まされている肩こりには、そもそも「姿勢」が深く関係しています。私たちの体は、１本の柱である背骨で支えられています。体のなかで最も重要な脳を包んでいる頭蓋骨を支え、その脳から体の隅々に命令を出す神経や脊髄を保護しているのも背骨です。

背骨にはたくさんの神経が通っていますから、ショックや刺激を受けると全身に影響が出ます。肩こり、腰痛、膝痛、しびれ、麻痺などは、日常の姿勢によって背骨にショックや刺激を与えたことに起因する「姿勢の生活習慣病」ともいえるでしょう。姿勢が悪くなると誰でもかかる、いわば生活習慣病なのです。でも、ほとんどの人はそれらの不調の原因が姿勢だとは思いません。腰が痛くなって来院した患者さんが「先生、私は何も変わったことをやってないんです。年のせいですかね」とよく言われますが、加齢だけが原因ではありません。ある日突然に腰が痛くなった！　と思っている人も多いのですが、実は原因は必ず存在するのです。

それが、日常の姿勢です。肩こり然り、頭痛然り、ギックリ腰も、根本的な原因は、ふだん何気なくやっている動作や姿勢のクセ。ですから、根本的な要因を解決せずに、痛みや症状の完全な回復はあり得ないわけです。まずは、このことを頭に入れて、ふだんの姿勢をチェックしてみましょう。

姿勢習慣チェック

1. 椅子に腰かけた時に脚を組みますか？	Aはい　Bいいえ
2. 床の上でよくする座り方は何ですか？	A横座り、あぐら B正座、長座
3. 肘かけを使って座ることがありますか？	Aはい　Bいいえ
4. テレビを見る時に座っている場所は？	Aテレビの正面でない Bテレビの正面
5. 腕組みをよくしますか？	Aはい　Bいいえ
6. デスクのパソコンや電話の位置は？	A椅子の正面にない B椅子の正面にある
7. 立つ時に片脚だけに体重をのせますか？	Aはい　Bいいえ
8. 荷物やカバンを片側だけで持つことが多い？	Aはい　Bいいえ
9. お尻のポケットに財布などを入れる？	Aはい　Bいいえ
10. 枕で頭を起こして読書をしたり、テレビを見る？	Aはい　Bいいえ
11. うつ伏せで読書をしたり、テレビを見る？	Aはい　Bいいえ
12. ヒールの高い靴を週3回以上履く？	Aはい　Bいいえ
13. 睡眠時の枕の高さはどのくらい？	A高め　B低め
14. 敷き布団やマットの硬さは？	A軟らかめ　B硬め
15. 肘をついたり、頬杖をついたりする？	Aはい　Bいいえ

「A」の数が

10個以上　体の歪みが心配。すぐにキャットレを始めましょう。

5～9個　体の使い方にクセがあります。
できるだけ早くキャットレを実行しましょう。

0～4個　よい姿勢の維持、体の歪み防止にキャットレがおすすめ。

◎重い頭を支える姿勢のメカニズム

肩こりや腰痛から私たちを解き放つ「よい姿勢」とは、どんな姿勢でしょう。端的にいえば、背骨がアルファベットの「S」のようになだらかにカーブしている状態です。私たちの背骨が直線ではなくS字にカーブした構造をしているのには、重要な意味があります。

そもそも人間は、母親の胎内で背中を丸めた状態で成長します。この時の背骨は、S字ではなく「C」のように丸く、細胞が増えていく過程で、背骨は体全体を取り囲むように伸びていき、その背骨のカーブの内側で内臓が発達していきます。生まれたばかりの赤ちゃんの背骨もまだCカーブです。背骨のカーブは、成長するにつれてだんだんと変化し、S字カーブになると、やっと立ち歩きができるようになります。

背骨がS字カーブになっていない頃の赤ちゃんは、つかまり立ちはできても、歩くと体がふらふらして転んでしまいます。それは、頭の重さを支えられないからです。頭の重さは、新生児で体重の約30％もあります。成人では体重の約8％で、4～6キロといわれています。12ポンドのボウリングの玉くらいの重さですから、大人でも片手で持ち上げるとズシッと感じる重量です。この重い頭を支え、負担を分散するために、背骨はゆるやかな

背骨のカーブは
CからSへと変化する

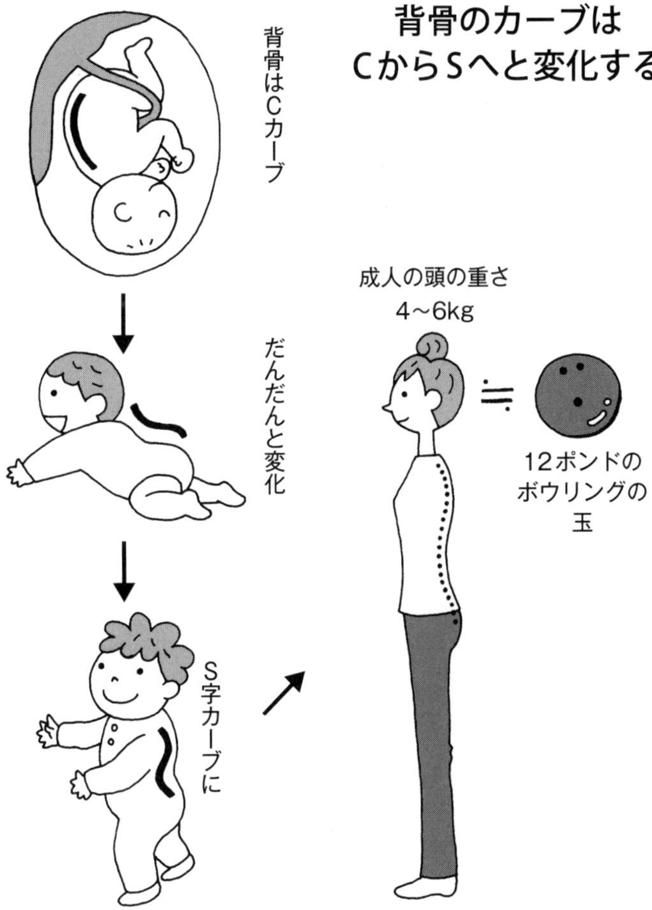

生まれたばかりの赤ちゃんの背骨はCカーブ。重い頭を支えるために背骨はS字カーブへと変化します。

S字にカーブしています。この自然な湾曲を維持していれば、頭を支えるのに筋肉を使う必要はそれほどありません。しかし、背骨が丸くなってしまうと、支えている筋肉が緊張して、筋力を使わないと立てないわけです。

つまり、肩こりを感じている人の多くが、首を前に倒している姿勢を長時間にわたり取り続けてしまい、筋肉が疲労することでこりや張り、痛みが生じているのです。オフィスワーク、家事、勉強など現代生活の90％以上の動作は、首を前に曲げる手元での作業の連続です。誰もが多かれ少なかれふだんの生活で背骨を曲げた「ねこ背」になり、それが気づかないうちに姿勢の悪いクセになっているのです。

◎ねこ背は心にも悪影響を与える

「姿」に「勢い」と書いて「姿勢」。体や心の状態がよい時には、体の姿（立ち居振る舞い）にも迷いがなく、エネルギーに満ち溢れているものです。また、姿勢が心の状態に影響することもあります。プロスポーツ選手やオリンピック出場選手はメンタルトレーニングの際、〝勝てる選手〟になるために姿勢と立ち居振る舞いを変えるといいます。そうすると、何週間もしないうちに、話す言葉や顔つきまで変わり、オーラ（周りに輝いて見える空気・雰囲気）を放つようになるのです。

もう一つ、姿勢と心の関係についての興味深いエピソードをご紹介しましょう。それは、早稲田大学と放送大学で講師を務める碓田拓磨先生が行った「姿勢が心に与える影響」に関するアンケートです。姿勢のイメージと反する発言をした際に感じる違和感を調べたもので、次のような結果となりました。（被験者206名）

●背中を丸めて「やる気満々です」と言ってみる
不自然に感じた人 90％
●背筋を伸ばして「もう最悪です」と言ってみる
不自然に感じた人 82％

ねこ背でポジティブな発言をすると不自然に感じる人がより多い、ということから姿勢の取り方が心の状態に影響する可能性が考えられるとのこと。よい姿勢は、自分の内面も周囲に与える印象もプラスの方向へ引き上げてくれます。

◎39歳！　今でも身長が伸び続けている秘密

背骨は「神経の保護容器」です。その大切な背骨が歪み、神経が圧迫を受けると、体の隅々に命令がうまく伝わらずさまざまな支障が起きてきます。なかでも、体温維持や呼吸など生命維持に関わる自律神経の機能が悪くなると、内臓やホルモンバランスなどの内分泌にも影響が出てきます。そして、体の歪みの最大の要因は、私たちが日常取っている動作、例えば脚を組む、頬杖をつくといった無意識にやっているクセにあるのです。

悪い姿勢は健康を害する、姿勢を正しましょう！　と、今では、全国をまわって姿勢の大切さを講演でお話ししている私ですが、実をいえば、子どもの頃から姿勢がよいほうではありませんでした。「そんな悪い姿勢で本を読んでいると目が悪くなるよ！」と母親から何度言われたことか……。首から出ている神経は目につながっていますから、ねこ背を治さないと神経が圧迫されて視力に影響が出てもおかしくありません。

ただ子どもの頃は、そんなことは知らずに、言われた時だけ背筋を伸ばすもののすぐにねこ背に逆戻り。背が高いこともあって、大人になってもねこ背はなかなか治りませんでした。ところが、整体カイロプラクティックを学び、自分の手と患者さんの体を通して、背骨が健康に与える影響が計り知れないことを体感し、私自身の「姿勢」も変わりました。

正しい姿勢を意識して生活し、本書で紹介するさまざまな体操を行うようになると、ねこ背が治っただけでなく、成長期をとっくに過ぎた年齢で身長が伸びたのです。3年間で約7センチ伸びて現在190センチ、さらに身長は伸び続け、このままのペースでいけば60歳になった時には2メートルを超えているかもしれません（笑）。

美と健康はすべて姿勢から！　正しい姿勢を保つことは、誰でも簡単にできる「予防医学」でもあります。さあ皆さんも一緒に姿勢を正しましょう！

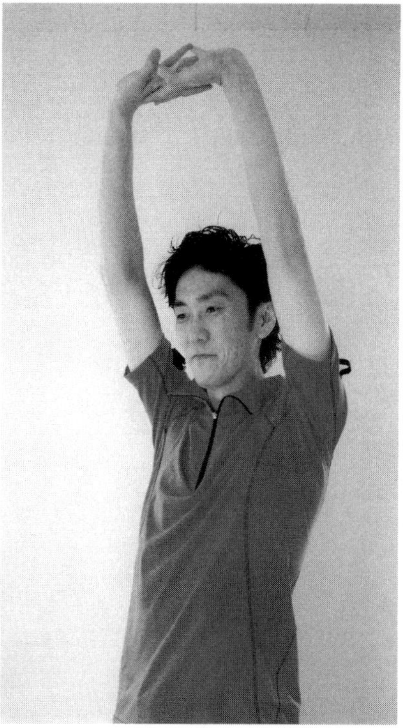

まずはねこ背を治す

◎ねこ背には［キャットレッチ］が効く！

［キャットレッチ］とは、キャット（猫）＋ストレッチ（柔軟体操）、碓田先生が考案したねこ背を治す体操です。背骨をポスターにたとえて、その原理を説いてみましょう。クルクルと丸めてしまっておいたポスターを広げるとどうなりますか？　丸めたクセがついているので、平らに広げてもすぐにクルッと丸まって元に戻ります。それが、体でいうねこ背の状態であり、丸まるクセを取らないとポスターと同じように背中もすぐ丸まってしまいます。

では、ポスターが丸まるクセを取るのに、皆さんはどんなことをしますか？　たいていの人が、ポスターを裏返しにして、反対側に丸めます。実に、その反対側に丸めるということが、キャットレッチになります。ポスターを反対側に丸めると、クセが取れて真っ直ぐになり、きれいな状態になるのと同じで、背骨についたクセを「クセ」で治すのです。背骨を丸めるクセと反対方向にストレッチするのを「クセ」にして、丸まるクセを取り、背骨を自然なS字カーブに戻し、姿勢を正していく、というわけです。

キャットレッチの原理

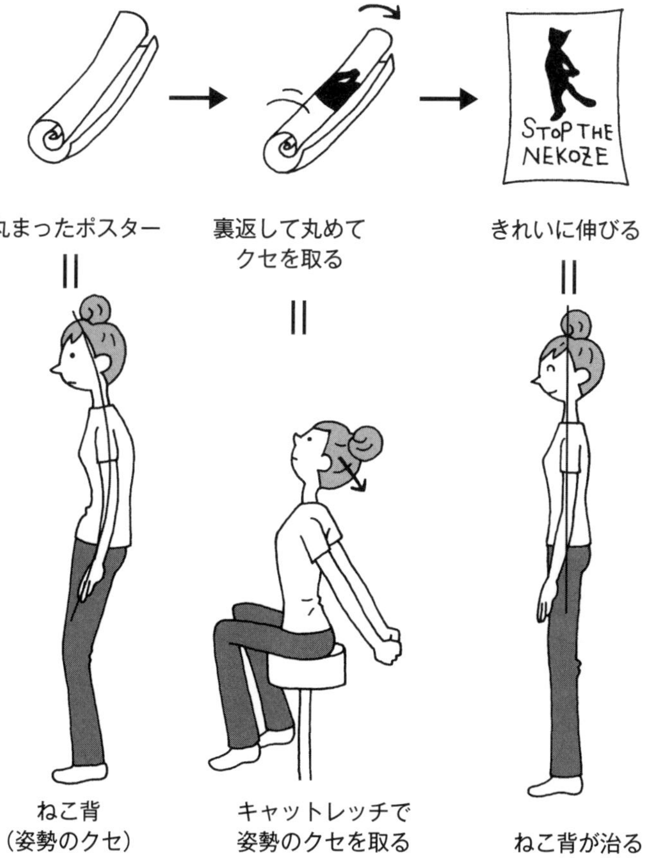
STOP THE NEKOZE
丸まったポスター
裏返して丸めて
クセを取る
きれいに伸びる
ねこ背
（姿勢のクセ）
キャットレッチで
姿勢のクセを取る
ねこ背が治る

丸まった背中を反対方向にストレッチして、姿勢のクセを取り、背骨を自然なＳ字カーブに戻し、姿勢を正します。

キャットレッチを始めよう

キャットレッチは、丸まった背中を逆の方向にストレッチすることで、筋肉や靭帯、背骨についてしまったクセを取り除くストレッチです。座っていても、立っていてもできて、時間もかかりません。ねこ背を治したい人はもちろん、ねこ背でない人も正しい姿勢をこれからも保つために、生活習慣の一つにぜひ取り入れてください。私も毎日やっています。

深呼吸をしながら背中を伸ばすポーズを維持する時間は1回わずか3秒です。1時間に1〜2回くらい、1日に合計20回以上を目標に行ってみましょう。ねこ背は、今までの生活で長い時間かけて身についた「悪いクセ」ですから、それを治すキャットレッチもこまめに行って、気づいたらやっている「よいクセ」にしてしまうのがポイントです。

1回

3秒
（ポーズを維持する時間）

●呼吸を止めない。
●動作はゆっくりと。
●痛みが出ない範囲で行う。
●一度にまとめてたくさんやるよりも、少ない回数でこまめに行ったほうが効果的。

キャットレッチのこれだけポイント

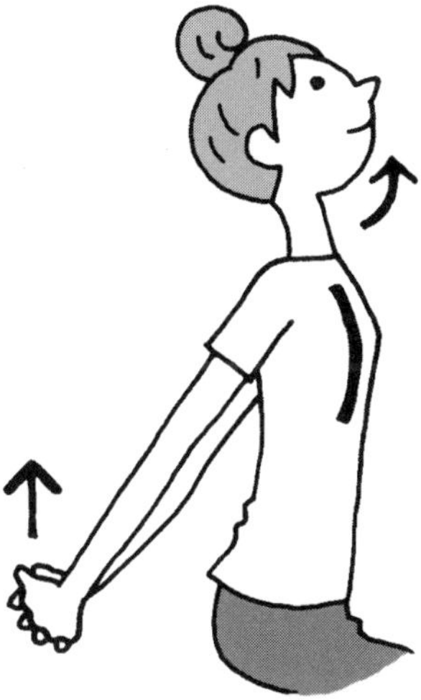

●肩を引いた時に、一緒に腰が反ってしまわないように注意する。

●手のひらを上に向ける。

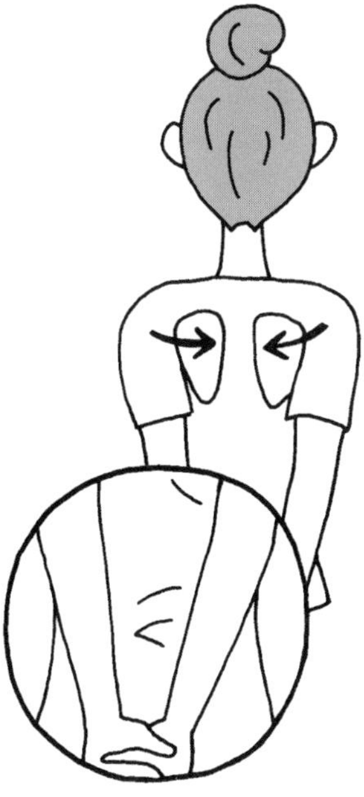

●肩、首、腰などに痛みが出ない範囲で行う。
●後ろで手を組んだら、肘をしっかりと伸ばし、肩を後ろに引いて、肩甲骨を寄せるように意識する。

●背中側で手を組むと痛い場合、違和感がある場合は……
背中側に腕をまわしにくい、手を組むと痛みや違和感がある人は、「肘曲げキャットレッチ」（P.40〜41）から始めましょう。

基本　座ってキャットレッチ

それでは、さっそくキャットレッチを行ってみましょう。腕を背中にまわすと痛みや違和感がある場合は、無理をしないでP.40～41の方法で行ってください。

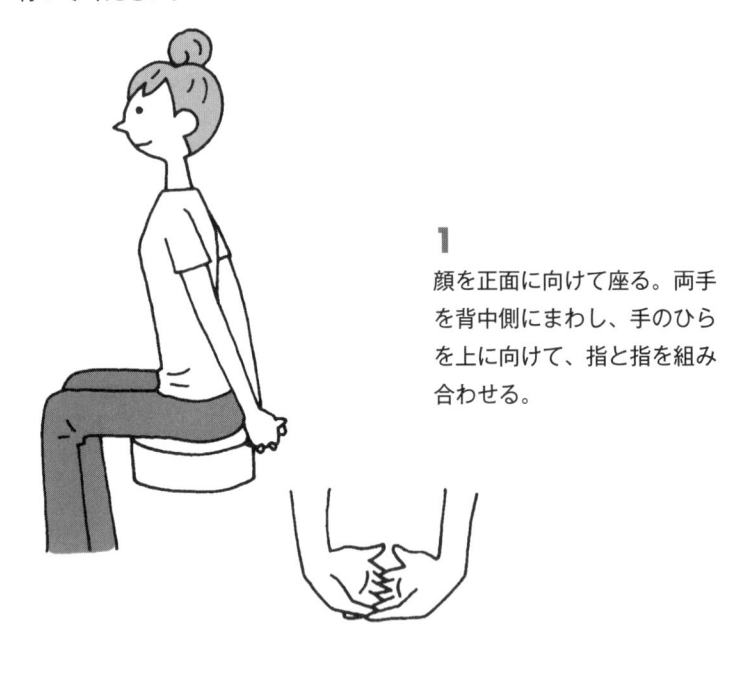

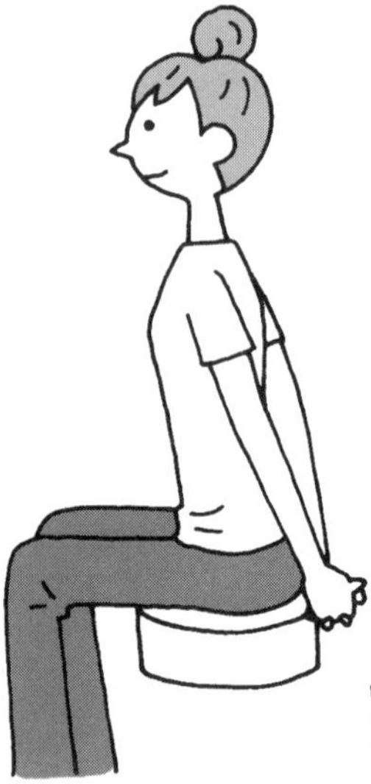

1

顔を正面に向けて座る。両手を背中側にまわし、手のひらを上に向けて、指と指を組み合わせる。

1日 20回 以上

- 一度に行うのは1～2回でOK。
- 1日合計20回以上を目標に、こまめに行うようにしましょう。
- 腰を反らせない場合や、痛みがある場合は無理のない範囲で行います。

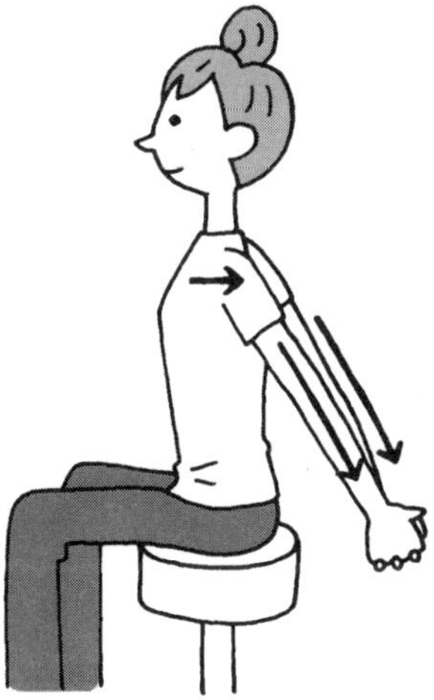

2
肘をしっかり伸ばし、肩甲骨を背骨に寄せるように胸を開き、自分のできるところまで肩と肩甲骨を後ろに引く。

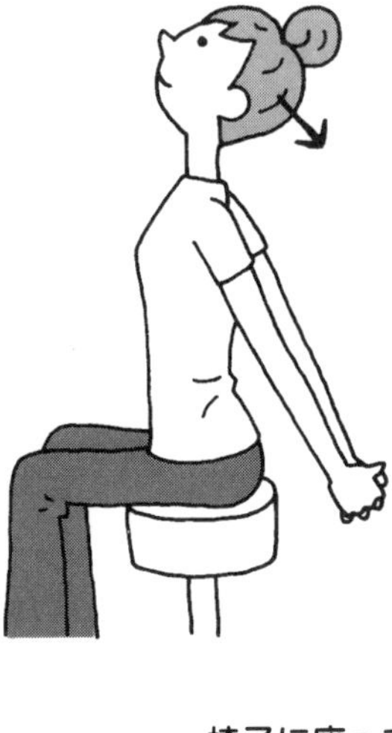

3
2の姿勢からゆっくりと頭を後ろに倒し、深呼吸しながら3秒静止する。頭→肩→手の順にゆっくりと戻す。

椅子に座ってキャットレッチをしてみましょう。

応用　立ってキャットレッチ

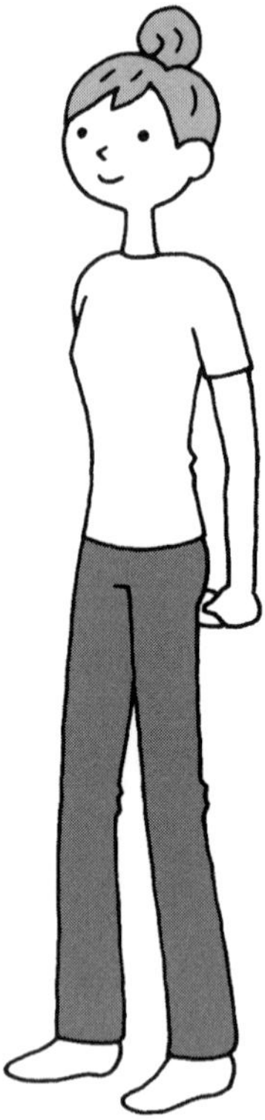

立って行う時は……

●腰が反りやすいので注意。
●もともと反り腰の人、どうしても腰を反らせてしまう人は、慣れるまで座位でのキャットレッチを中心に行うとよいでしょう。

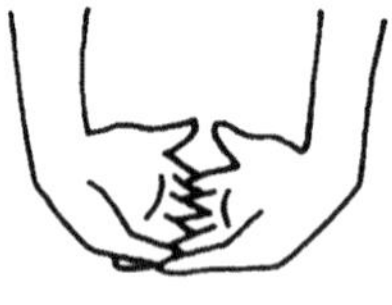

手のひらは上に向ける。

1

顔を正面に向け、足を腰幅くらいに広げて立つ。両手を背中側にまわし、手のひらを上に向けて、指と指を組み合わせる。

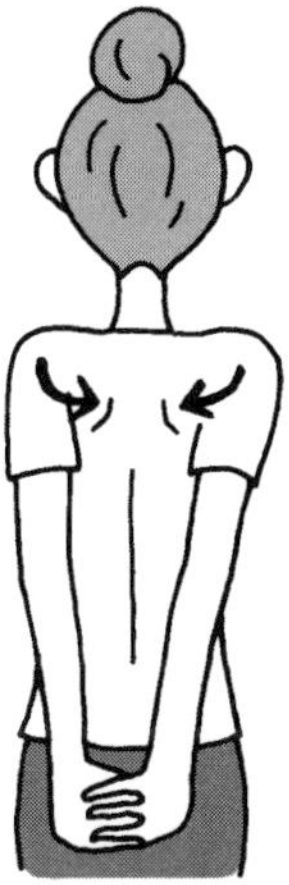

2

肘をしっかり伸ばし、肩甲骨を背骨に寄せるようにして胸を開き、自分のできるところまで肩と肩甲骨を後ろに引く。

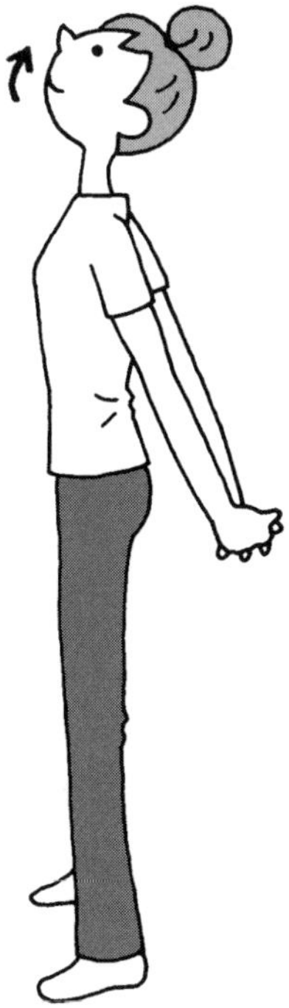

3

2の姿勢からゆっくりと頭を後ろに倒し、深呼吸しながら3秒静止する。頭→肩→手の順にゆっくりと戻す。

立ってキャットレッチをしてみましょう。

きちんとねこ背を治すコツ **呼吸と動作**

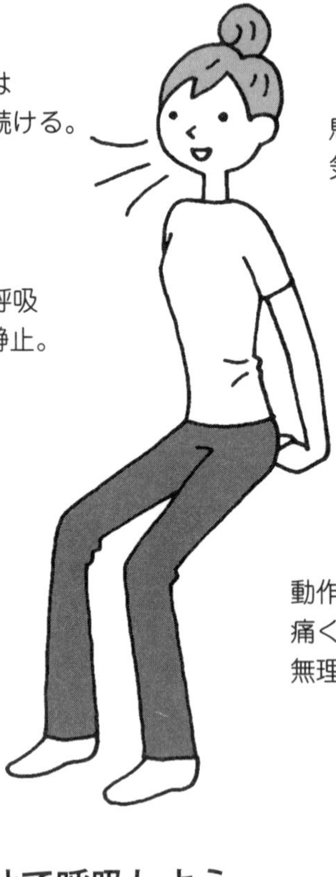
頭を倒すまでは
自然な呼吸を続ける。
頭を倒したら、
ゆっくりと深呼吸
しながら３秒静止。
息を止めないように
気をつけて！
動作はゆっくり、
痛くなるほど
無理をしない。

動作に合わせて呼吸しよう

呼吸は自然に、息を止めないようにしていればOK。肩を後ろに引く時に息を吐くと、余計な力が入らず動作が楽にできます。

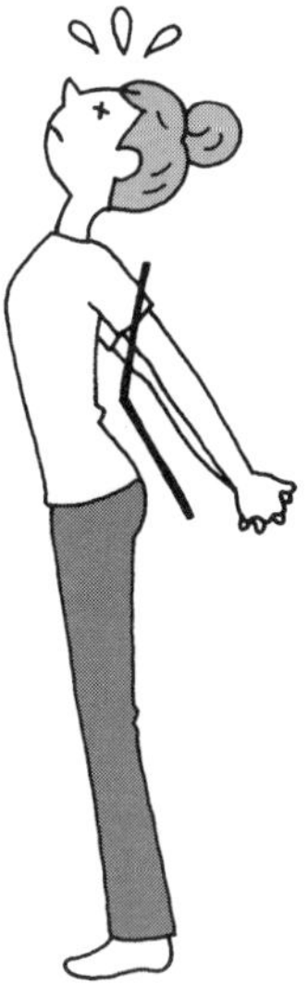

首と腰を反らせすぎない

首と腰を反らせすぎないように注意しましょう。とくに、立って行う時は、つい腰を反らせてしまいがちです。

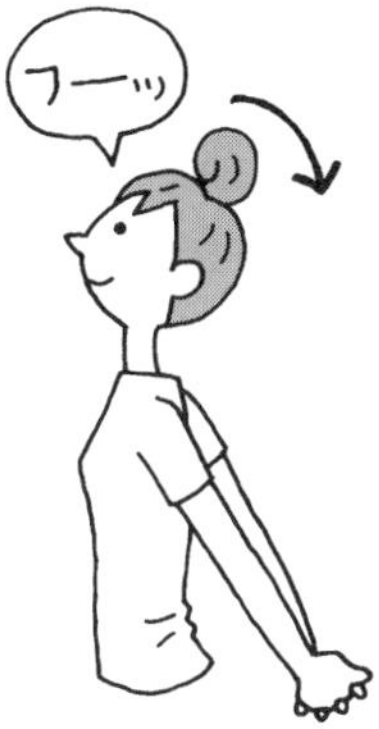

肩を引いてから頭を倒す

首を痛めないように、必ず肩を十分に引いてから頭を倒します。

キャットレッチ終了後も、しばらくの間はよい姿勢を保つよう意識する

後ろで手が組めない人は **肘曲げキャットレッチ**

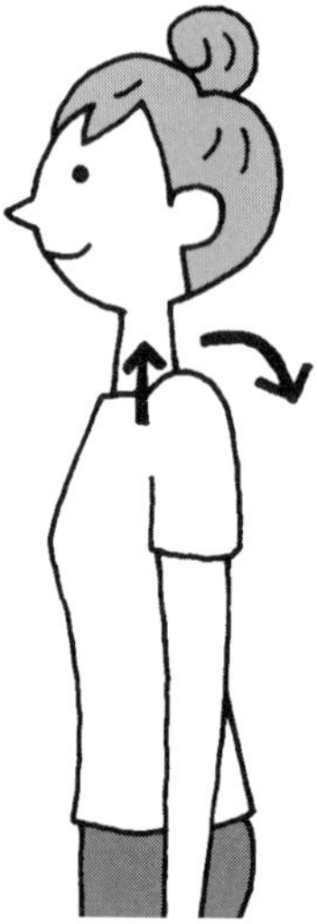

座って、立って
どちらでもOK。

1 肩を後ろにまわす

腕の力を抜き、一度肩を持ち上げてからゆっくりと、
できるだけ後ろにまわす。

1日
20回
以上

- 腕や肩に痛みや違和感のない範囲で行う。
- 30分に2回程度、こまめに行うと効果的。
- 肩まわりの筋肉がほぐれてきたら、手を背中にまわすキャットレッチ（P.34〜37）にトライ。

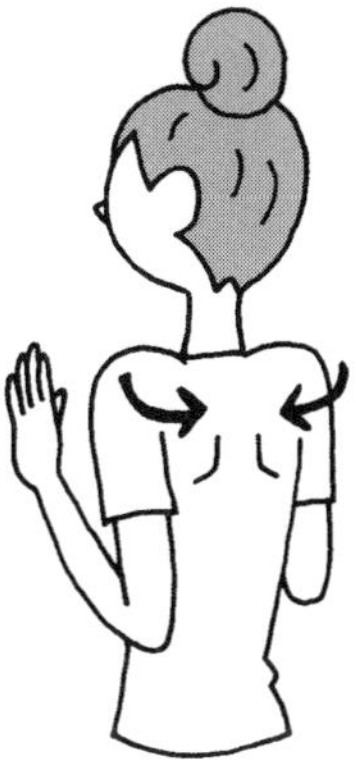

2 肘を曲げる

手のひらが前を向くようにして、肘を曲げて、肩甲骨をできるだけ背骨に寄せる。

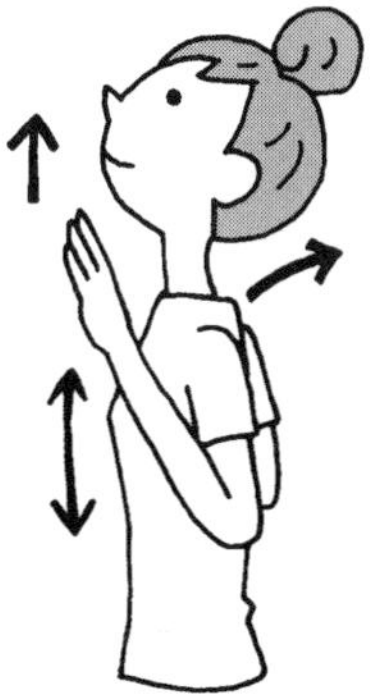

3 頭を後ろに倒す

2の姿勢からゆっくりと頭を後ろに倒し、深呼吸しながら3秒静止する。頭→肩→肘の順にゆっくりと戻す。

同じ姿勢での作業が長時間続く時は、より意識してキャットレッチをまめに行いましょう。また、ふだんから気づいたら肩を後ろにまわすようにして筋肉をほぐすことも大切です。

肘曲げキャットレッチをやってみましょう。

キャットレッチの効果UP **柔軟体操**

ねこ背がクセになると硬くなりやすい、首や肩、背中の筋肉をほぐす体操です。首や肩のこり、背中の緊張をやわらげる効果もあるので、キャットレッチの前後はもちろん、仕事や家事の合間にもぜひ行ってください。

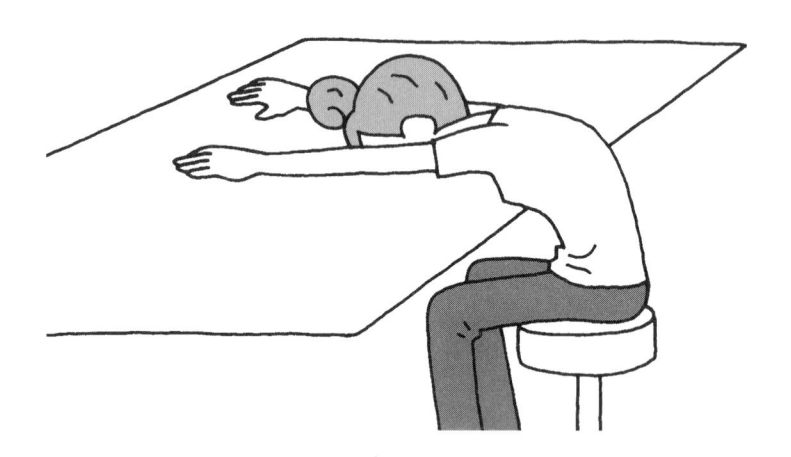

1 うつ伏せて、両腕を伸ばす

うつ伏せになり、頭を両側からはさむように両腕を真っ直ぐに伸ばす。床に寝て行う場合は、手足が十分に伸ばせる場所で、座って行う場合は、机やテーブルに、肩をのせて両腕を伸ばせるくらいのスペースを確保する。

この姿勢のまま、ゆっくりと呼吸しながら、2～5のように手のひらの向きを変えていく。

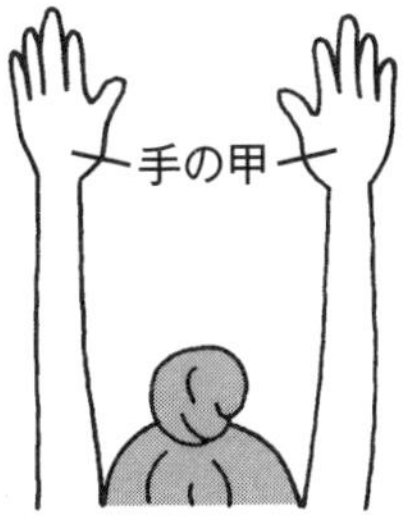

2 手のひらを下に

腕がこれ以上伸びないというところまで伸ばす。手のひらを下に向けて、ゆっくりと深呼吸しながら3秒静止する。

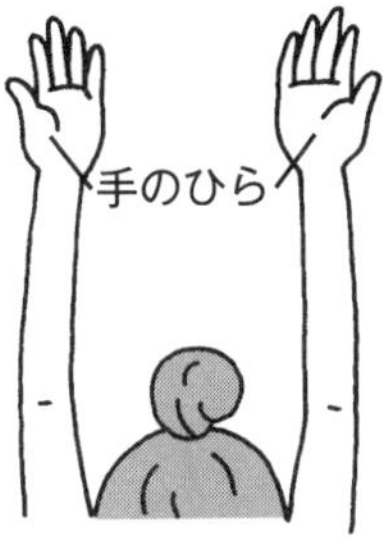

3 手のひらを上に

手のひらを上に向けて、2と同様に行う。

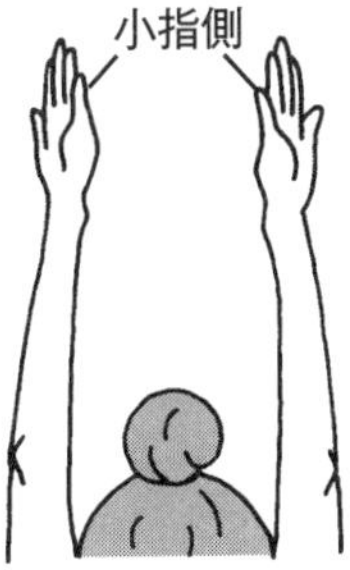

4 手のひらを外側に

手のひらを外側に向けて（小指が上に来る）、2と同様に行う。

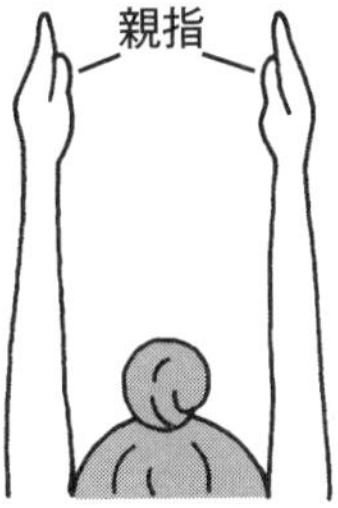

5 手のひらを内側に

手のひらを内側に向けて（親指が上に来る）、2と同様に行う。

キャットレッチの効果UP リラックス呼吸法

ねこ背になると、呼吸が浅くなります。これから紹介するリラックス呼吸法は、横になって背中を伸ばして深呼吸することで、心身をリラックスさせながら、ふだんは意識できない深く長い呼吸の仕方を身につけることができます。さらに、呼吸の際にあごとつま先を動かすことで〝神経の栄養〟と呼ばれる脳脊髄液の流れをよくし、神経伝達をスムーズにします。

リラックス呼吸法は、1日に何回やっても、いつやってもOK。第2章で紹介する「背伸ばし体操」でも、この呼吸法がポイントになりますので、身長を伸ばしたい人は、ぜひ毎日の習慣にしてください。

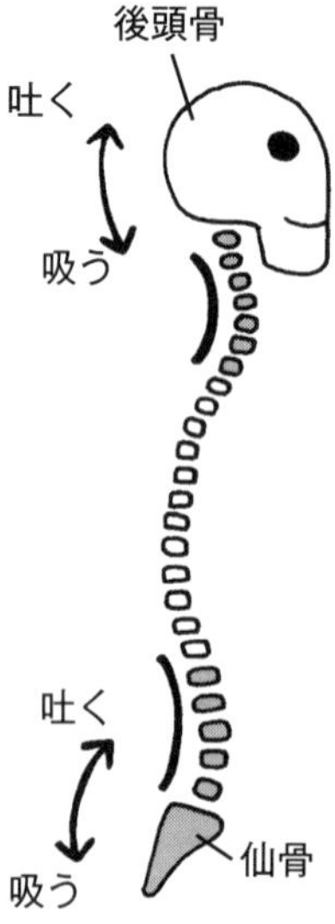

脳脊髄液は、脊髄を介してすべての神経の情報を伝達していますが、その脳脊髄液を流すポンプの役割をしているのが、後頭骨と仙骨です。この2つの骨が呼吸によって動くことで、脳脊髄液が流れ、手足の末端まで神経の情報を伝えます。ところが、ねこ背など背骨の異常や呼吸が浅くなることで、この2つの骨の動きのリズムが乱れると、脳脊髄液の流れが悪くなり、神経伝達にも支障が起きて、いろいろな症状を引き起こします。

あお向けに寝て、次のように息を「吸う」「吐く」をゆっくりとくり返します。時間や回数は気にせずにできる範囲で。

吸う **あごを上げ、つま先を起こす**
後頭骨が上がり、仙骨が反る

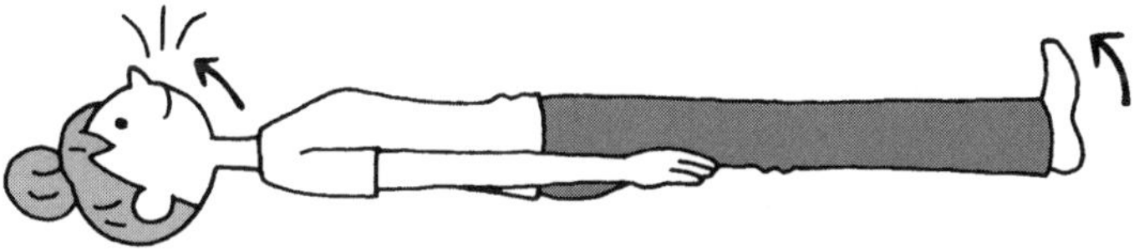

あごを上げ、つま先を起こして、3秒ほどかけて鼻から息を吸い込む。

↕ 交互にくり返す

吐く **あごを下げ、つま先を寝かせる**
後頭骨が下がり、仙骨が後ろに戻る

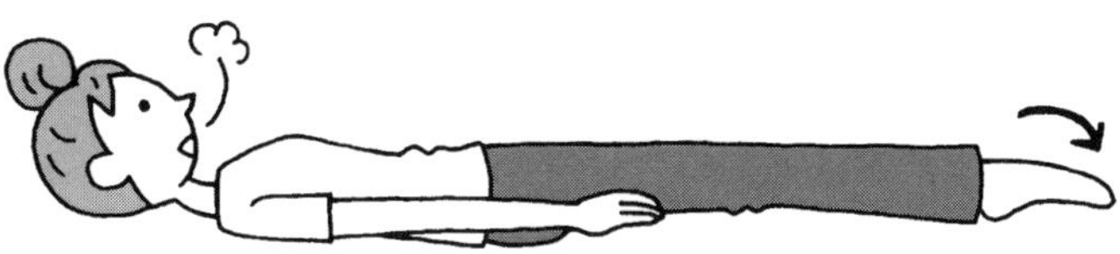

あごを下げ、つま先を寝かせて、6〜7秒ほどかけて口から息をゆっくりと吐く。

あなたの「ねこ背」はどのタイプ？

◎姿勢のクセでねこ背もいろいろ

ねこ背は、姿勢のクセですから、その人の体格やライフスタイルなどによってねこ背の状態も違ってきます。背中のどの部分が丸まっているかで、ねこ背のタイプは大きく４つに分かれ、健康面に生じる問題もそれぞれに異なってくるのです。

また一見ねこ背に見えない人でも、姿勢の乱れによって体に歪みが生じている場合も多く見られます。ねこ背ではないけれど、肩こりがひどい、腰痛が治らないといった悩みを抱えている人は、まず体の歪みをチェックしてみましょう。ふだんの動作や姿勢のクセがもとで、体の左右のバランスが崩れていたり、ある部分に負担が集中して筋肉が硬くなっていたり、これもやはり姿勢の「悪いクセ」が引き起こすものです。ねこ背と同じように、「姿勢の悪いクセ」は、キャットレッチの習慣＝「よいクセ」にして改善していくことができます。

体の歪みをチェックしてみよう

全身が映る鏡の前で、正面を向いて、足をそろえて真っ直ぐに立ち、以下の項目をチェックしてみましょう。

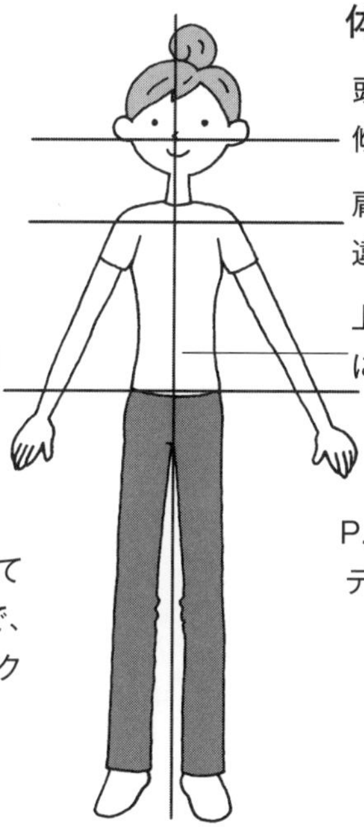

体の横の歪み

頭が左右どちらかに傾いている。

肩の高さが左右で違う。

上半身が左右どちらかに傾いている。

↓

P.50 ～ 51のチェックテストと体操を実施。

骨盤の歪み

骨盤の上端の高さが左右で違う。

↓

次のような歪みが生じている可能性があるので、P.48 ～ 49のチェックテストと体操を実施。

骨盤の上端の高い側→脚が短い→骨盤の**後下方変位**
骨盤の上端の低い側→脚が長い→骨盤の**前上方変位**

また、骨盤上端の高さは同じくらいでも、あお向けになって脚を伸ばした時に、つま先の向きが左右で違う場合は、

つま先が外に向いている側→骨盤の**外方変位**
つま先が内に向いている側→骨盤の**内方変位**

タイプ別　骨盤の歪みを正す体操

骨盤に歪みが生じていると、左右の脚の長さもふぞろいになります。脚を伸ばしてあお向けに寝て、第三者に、脚の長さをチェックしてもらい、下の体操を行ってみましょう。左右の脚の長さをそろえることで、骨盤の歪みを正すことができます。

脚の長さが違う・後下方変位

脚が短い側で行う

骨盤が後下方にずれた状態を正す体操。膝を伸ばして脚を後ろに引き、骨盤の後ろのつけ根が締まる感じがしたら、その状態で10秒静止する。
うつ伏せに寝て行ってもOK。

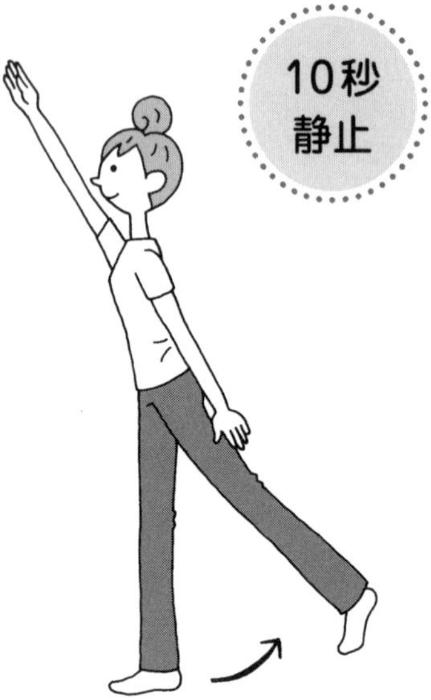

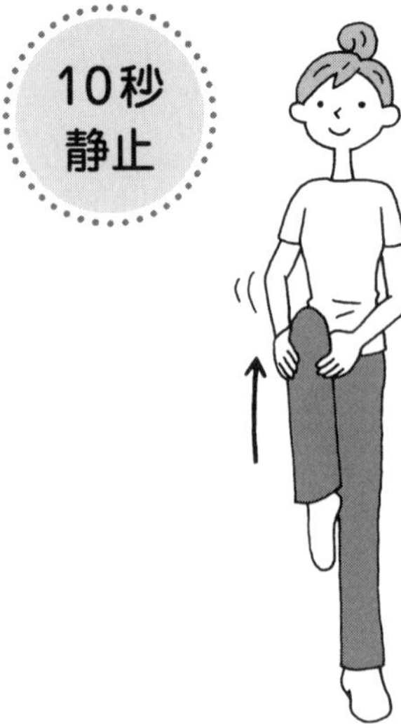

脚の長さが違う・前上方変位

脚が長い側で行う

骨盤が前上方にずれた状態を正す体操。膝を股関節より少し上に上げ、脚を抱え、その状態で10秒静止する。
あお向けに寝て行ってもOK。

骨盤が内外に歪んでいる場合

最初の姿勢は同じ

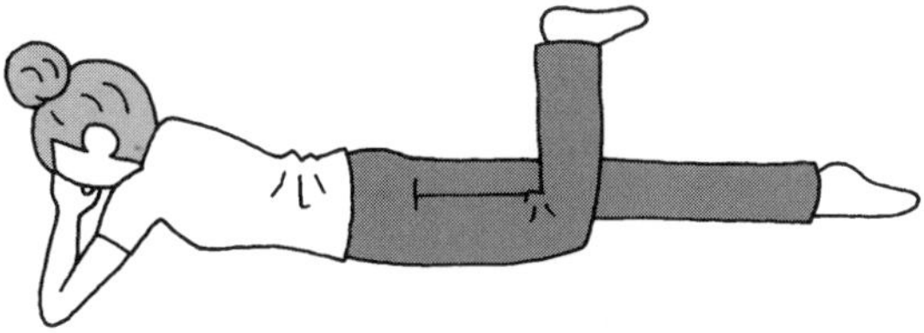

平らな場所でうつ伏せになり、つま先が内向き、または外向きになる側の膝を直角に曲げる。

外方変位　つま先が内向きになる側で行う

10回

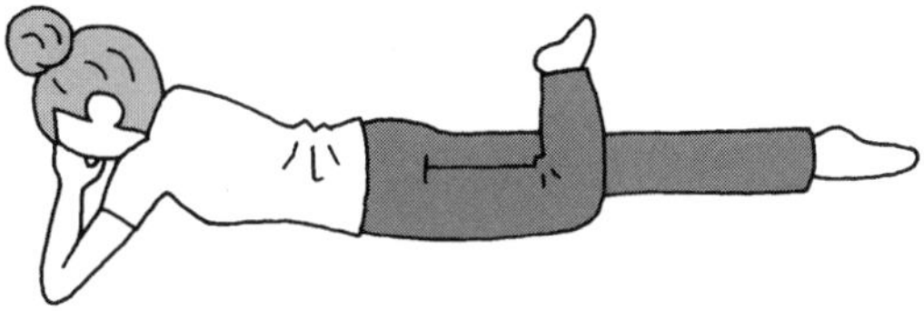

股関節から脚を内側に倒し、最初の姿勢に戻す。

内方変位　つま先が外向きになる側で行う

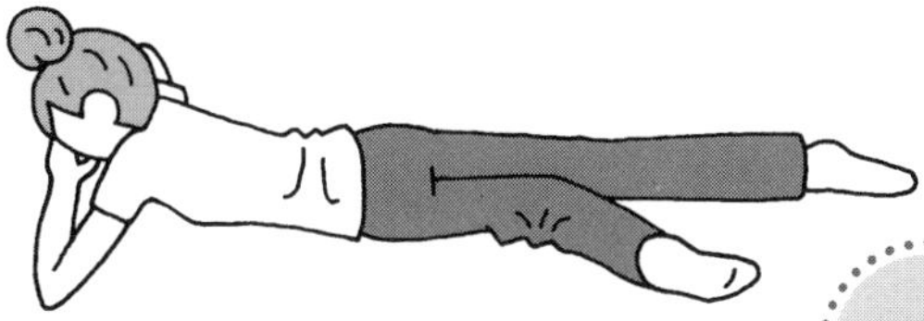

10回

股関節から脚を外側に倒し、最初の姿勢に戻す。

横の歪み（側湾）のチェックテスト

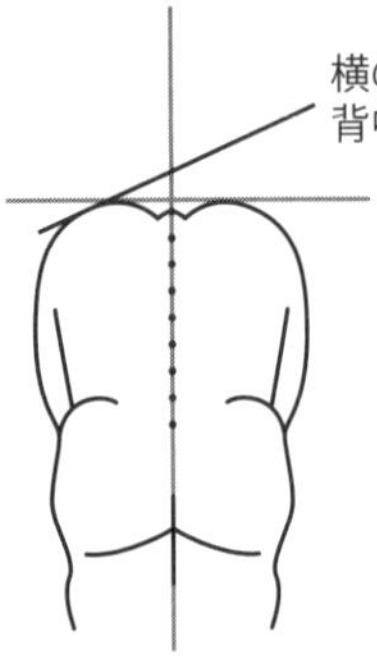
横の歪みが強くなっている時は、
背中の左右どちらかが高くなります。
水平ならば正常な状態

その1　側湾のチェック

立位で体の正面で手のひらを合わせ、肘を伸ばした状態で、お辞儀をするように前にかがみ、肩の高さをチェックします。

肩が高い側＝側湾のある側

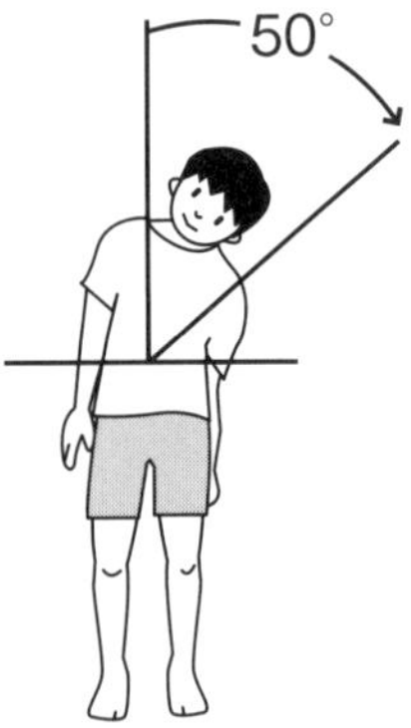
50°

その2　体幹側屈チェック

足を腰幅に開いて立った状態で、両手のひらを太ももの外側に当て、上体を左右に倒します。左右ともに50°倒せれば正常な状態。左右どちらかで倒しにくい場合は、倒しにくい方に側湾が生じている可能性があります。

曲げにくい側＝側湾のある側

その3　背柱起立筋の偏りをチェック

リラックスした状態で、背中の状態をパートナーに見てもらいます。もし、左右どちらか一方が緊張しているように見えたら、実際に触って張り具合を確認。起立筋が盛り上がって、緊張している方に側湾が生じています。

筋肉の盛り上がり、緊張のある側＝側湾のある側

横の歪み（側湾）を正す体操

50ページの3つのチェックテストで……

すべて右側＝右側湾＝右曲げ体操

すべて左側＝左側湾＝左曲げ体操

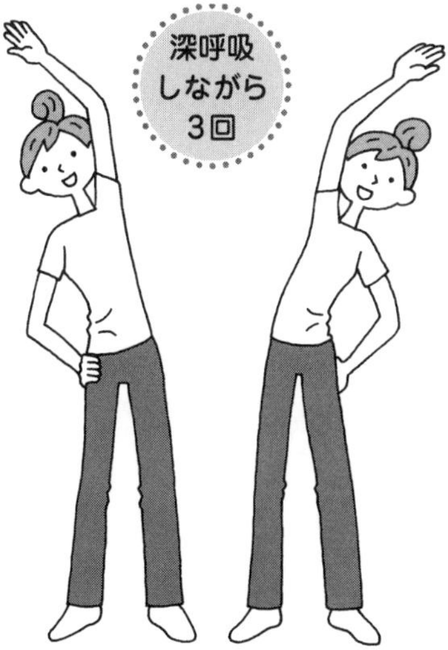

右曲げ体操

左曲げ体操

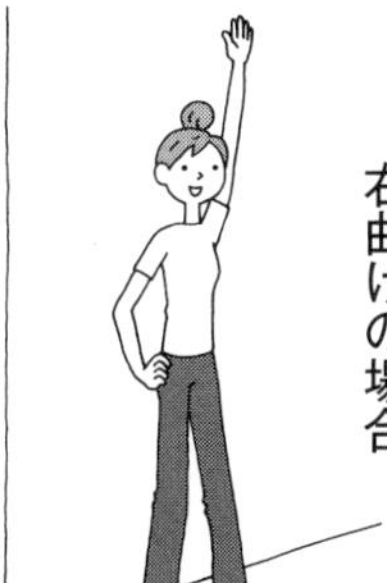

右曲げの場合

壁に後頭部と背中とお尻をつけ、かかとは壁から3cmほど離して、壁と体が平行になるようにして立つ。右曲げなら右、左曲げなら左の骨盤に手を当てて固定し、もう一方の腕を上に伸ばして、骨盤に手を当てた側へ体をゆっくりと倒し、できるだけ深く倒したら、ゆっくりと戻す。

背中の丸みでわかる **ねこ背タイプ診断**

壁に背中、お尻、かかとをつけて立ちます。次に、胸が視野に入るくらいにあごを引きます。この姿勢で……

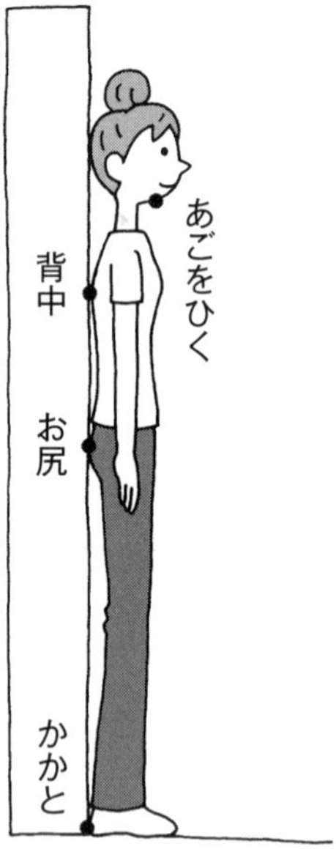

壁に後頭部と肩をつけると違和感がある

さらに

●あごを引いても後頭部が壁につかない
　→**首ねこ背**（P.53）
●あごを引くと腰が反ってしまう
　→**背中ねこ背**（P.53）
●腰が壁につく、すき間に手のひらが入りにくい
　→**腰ねこ背**（P.54）
●腰と壁の間に手のひらがすっぽり入る
　→**お腹ねこ背**（P.54）
●いくつかのタイプに当てはまる
　→**複合ねこ背**(P.55)

壁に後頭部と肩をつけても違和感がない
あごを引いた状態で、腰と壁の間に手のひらがやっと入るくらいのすき間ができる

→ねこ背ではありません。キャットレッチを習慣にして、これからも正しい姿勢を保っていきましょう。

頭が前に突き出た **首ねこ背**

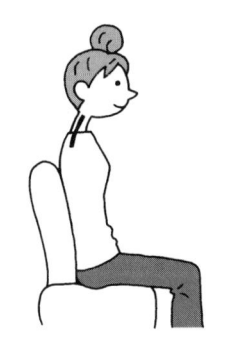

首の筋肉が緊張し、硬くなるため、首や肩のこり、痛みが出やすい。血液循環が悪化し、頭痛、眼精疲労、脳血管障害のほか、心不全の可能性が高くなる。

キャットレッチ＋キャットレ棒ストレッチ＆頸部筋の体操（P.58～59）

背中の丸みが強い **背中ねこ背**

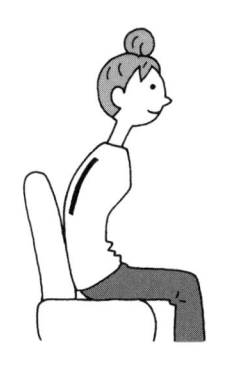

背中が丸くなることで常に圧迫されている胃の働きが低下しやすい。呼吸が浅くなる。深く息を吸うと痛くなる肋間神経痛になりやすい。

キャットレッチ＋キャットレ棒ストレッチ＆広背筋トレーニング（P.60～61）

腰に負担がズッシリ **腰ねこ背**

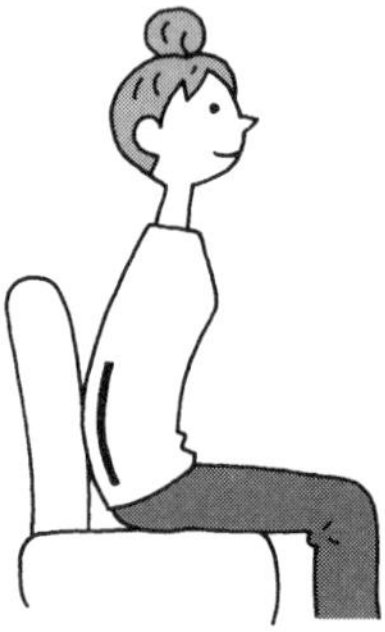

腰のあたりで、背骨の丸みが強くなっているタイプです。腰の曲がり具合は、立っている時より座っている時に目立つのが特徴。常に腰に負担がかかっているため、腰痛になりやすく、起き上がれないほど強い痛みが出ることもある。

キャットレッチ＋キャットレ棒ストレッチ＆マッケンジー体操(P.62～63)

立つと反り腰になりやすい **お腹ねこ背**

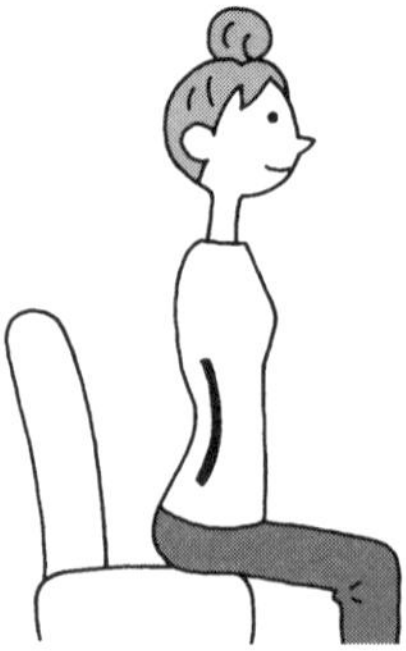

腰がお腹側に強く反りすぎているお腹ねこ背は、腹筋や背筋が弱い女性に多い。とくに、妊娠中、出産後は要注意。立った時に、反り腰になり、お腹が飛び出して見える。バランスをとろうとして頭を前に突き出すため、首ねこ背や背中ねこ背を併発しやすい。

キャットレッチ＋キャットレ棒ストレッチ＆ウィリアムス体操(P.64～65)

実はこのタイプが一番多い **複合ねこ背**

　複合ねこ背では、首、背中、腰、お腹の４つのねこ背タイプに出やすい症状が併発し、健康上のトラブルが続出します。

　また、体のバランスを保とうとして、背骨だけでなく、骨盤や股関節などにも歪みが生じてきます。

キャットレッチ＋キャットレ棒ストレッチ＆左右のバランスを整える体操（P.66～67）

頭が前に出る
全体的に前傾姿勢
丸い背中
反り腰
下腹ポッコリ

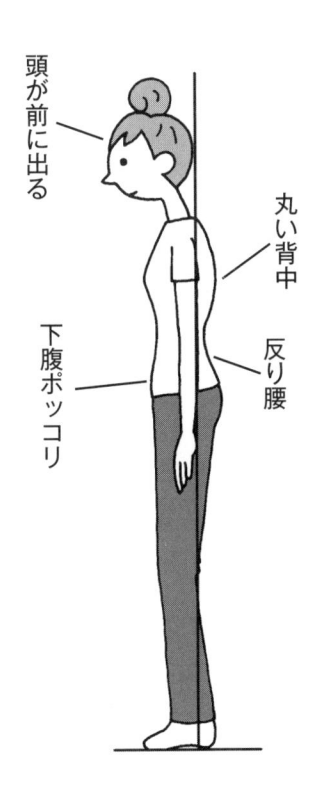

　キャットレッチを習慣にして、背骨全体の歪みを正すことが先決。骨盤や体の左右にも歪みが生じている可能性が高いので、症状が強く出ないうちにストレッチや軽い体操で全身のバランスを整えていく。

こりや痛みも解決 ねこ背タイプ別ストレッチ&体操

ここでは、姿勢のクセを治すと同時に、筋肉のこりをほぐし、強化していけるストレッチや体操をねこ背のタイプ別に紹介。ストレッチは、背骨に柔軟性をつけ、背中の丸まりを効果的に伸ばすため、バスタオルを利用したキャットレ棒を使って行います。

ねこ背治しの裏ワザグッズ ［キャットレ棒］を作ろう

バスタオル１枚と輪ゴム３本を用意します。バスタオルは、厚手で大きめのものがベスト。輪ゴムの代わりにヒモを使ってもかまいません。

キャットレ棒の作り方

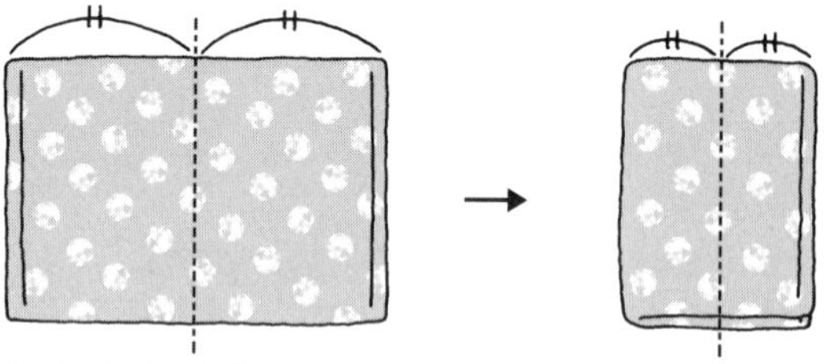

①バスタオルを横長にした状態で二つ折りにする。

②もう一度二つ折りにする。

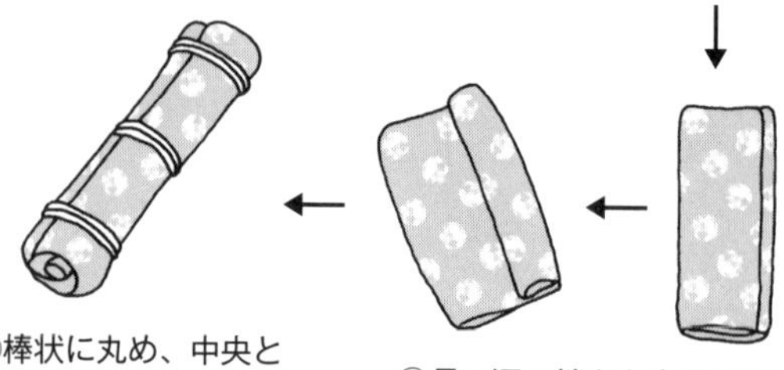

④棒状に丸め、中央と両端を輪ゴムで止めて出来上がり。

③長い辺の端から丸めていく。

キャットレ棒の基本的な使い方

●畳やカーペット敷きなどほどよい硬さのある平らな場所で行います。
●背中の丸みの頂点にキャットレ棒が当たるようにして、あお向けに寝ます。
●直径5〜10cmくらいになるように丸めるのが目安。キャットレ棒に背中を当てて、10分ほど寝て「痛い」と感じるようであれば、硬すぎるので、ゆるめに巻くなどして調節してください。

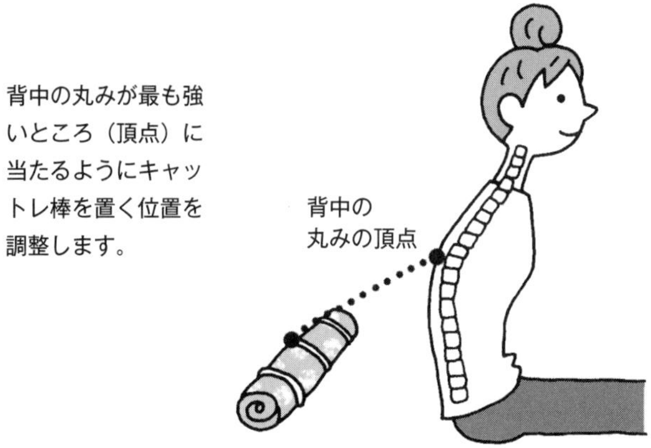
背中の丸みが最も強いところ（頂点）に当たるようにキャットレ棒を置く位置を調整します。
背中の丸みの頂点

キャットレ棒を使う際の注意点

●布団やベッドの上では柔らかすぎて、ストレッチ効果が得られません。
●キャットレ棒を枕代わりにして眠るのはやめましょう。
●ストレッチ終了後は、キャットレ棒をはずしてから横向きになり、ゆっくりと起き上がってください。キャットレ棒の上で横向きになって起き上がると、一点に力がかかり、肋骨を痛めることがあります。

首ねこ背に効くストレッチ&体操

首の筋肉は、頭を支えているだけでなく、頭を動かすたびに使われるため、ねこ背でなくとも緊張を起こしやすい部分です。頭を前に突き出す首ねこ背では、さらに筋肉への負担が増大。ストレッチでしっかりと緊張をほぐしましょう。

キャットレ棒ストレッチ

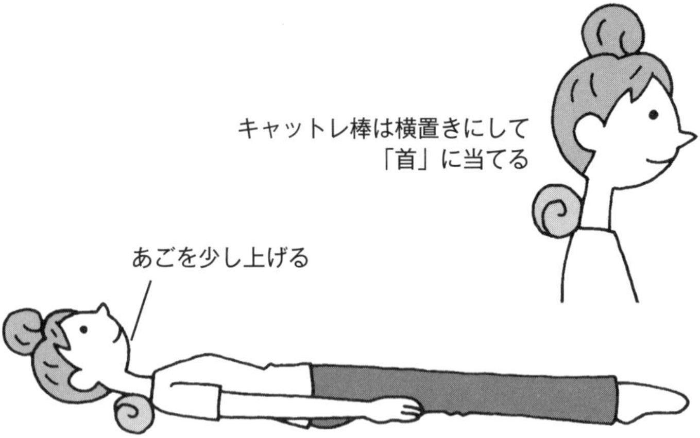
キャットレ棒は横置きにして
「首」に当てる
あごを少し上げる
首の骨の一番出っ張った
ところに当てる
手足はリラックス

90秒安静

横になったら、首の骨の出っ張りがキャットレ棒に当たるように調整して、少しあごを上げる。手足は、リラックスできる位置に伸ばし、この姿勢で90秒安静にする。

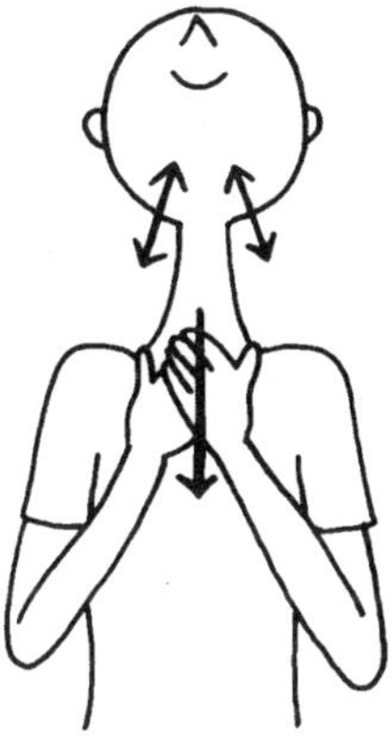

頸部筋の体操

1

のど元の中心（胸骨）で両手を重ねて、皮膚を下に引く。この状態で、頭をゆっくりと後ろに倒して深呼吸を1回する。 ゆっくりと頭を戻す。

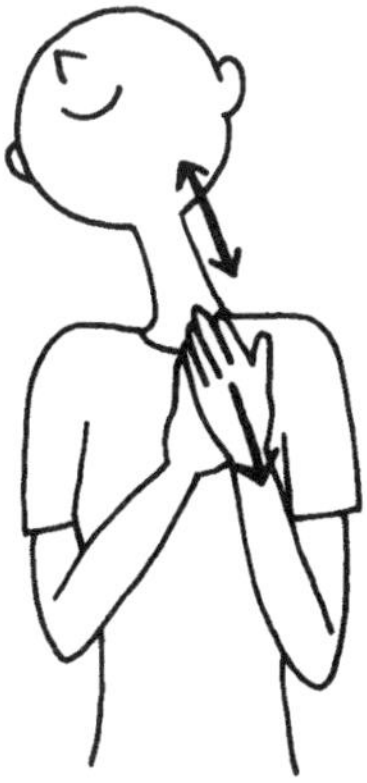

2

手を重ねたまま、手のひら1個分左側にずらし、鎖骨を覆うように押さえる。皮膚を斜め左下に引き、右斜め後ろ45°に頭を倒し、あごを少し上げた状態で、ゆっくりと深呼吸を1回する。
ゆっくりと頭を戻し、同じ要領で反対側も行う。

左右
1回
×
2セット

背中ねこ背に効くストレッチ＆体操

背中の丸みが強くなっている背中ねこ背では、肩甲骨周辺が緊張して、上背部の筋肉のこりに肩の痛みが伴います。

また、硬くなった筋肉と背中を丸めた姿勢の影響が相まって、内臓、とくに胃に不調が出やすいので気をつけましょう。

キャットレ棒ストレッチ

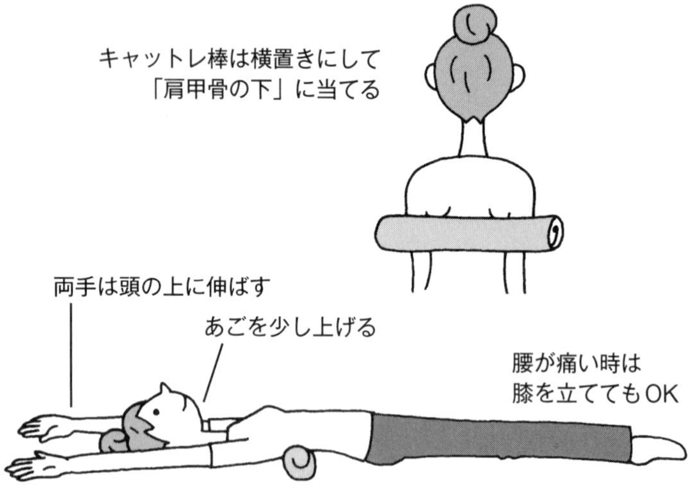
キャットレ棒は横置きにして
「肩甲骨の下」に当てる
両手は頭の上に伸ばす
あごを少し上げる
腰が痛い時は
膝を立ててもOK
背中が反る
手足はリラックス

90秒安静

肩甲骨の下で、痛くない程度に背中が反らせる位置にキャットレ棒を当て、手足は、リラックスできる位置に伸ばす。この姿勢で90秒安静にする。

広背筋トレーニング

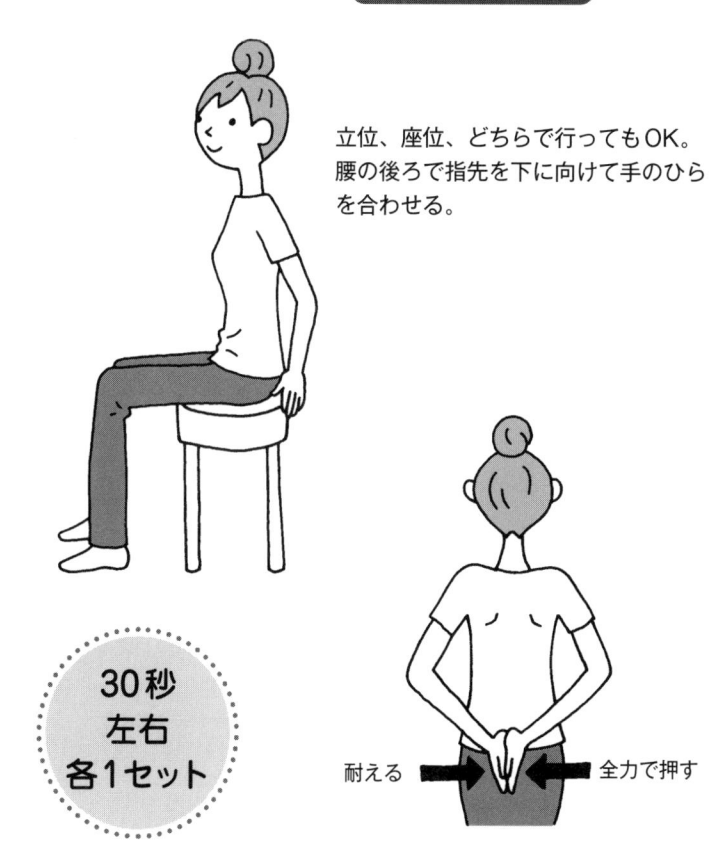

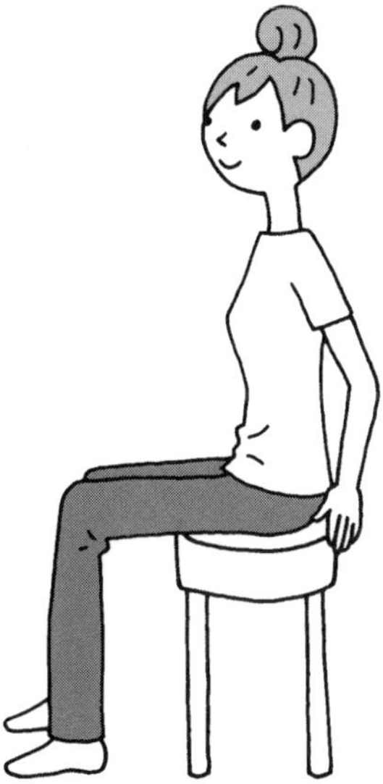

立位、座位、どちらで行ってもOK。腰の後ろで指先を下に向けて手のひらを合わせる。

30秒
左右
各1セット

右手で、左の手のひらを全力で押し、左手は、その力に負けないように耐える。この時、できるだけ姿勢をよくして行うこと。30秒続けたら、手を左右逆にして同様に行う。

腰ねこ背に効くストレッチ＆体操

４つのねこ背タイプのなかでも、腰に負担が集中して痛みが出やすいのが腰ねこ背です。座位では腰の丸みが目立ちますが、立位では体全体が前傾気味で、一見するとねこ背でないように見えるケースもあります。

キャットレ棒ストレッチ

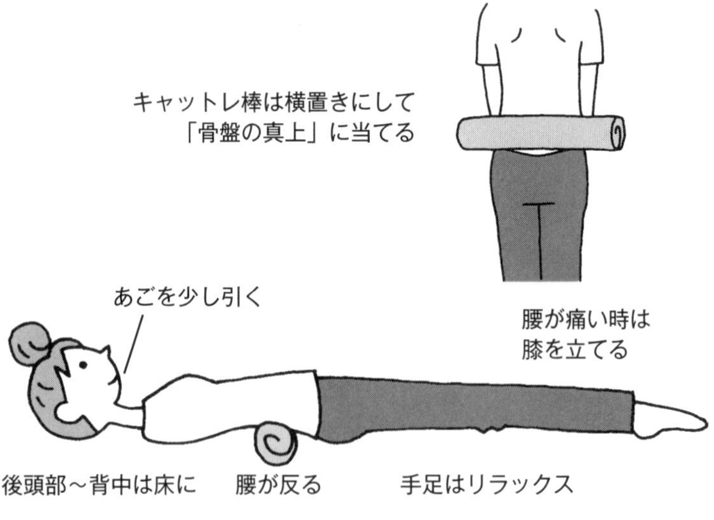

キャットレ棒は横置きにして
「骨盤の真上」に当てる
あごを少し引く
腰が痛い時は
膝を立てる
後頭部～背中は床に
腰が反る
手足はリラックス

90秒安静

腰の後ろ側、骨盤の真上にキャットレ棒を当て、手足はリラックスして伸ばす。後頭部～背中は、できるだけ床につけ、腰が痛い時は膝を立てる。90秒安静に。

マッケンジー体操

30秒
静止

　腰を反らせる動作で、縮こまった筋肉を伸ばし、腰の丸みを整える体操。

　無理に腰を反らせると逆に痛める恐れがあるので、肘を軽く曲げるなどして腰の角度がゆるくなるように調節する。

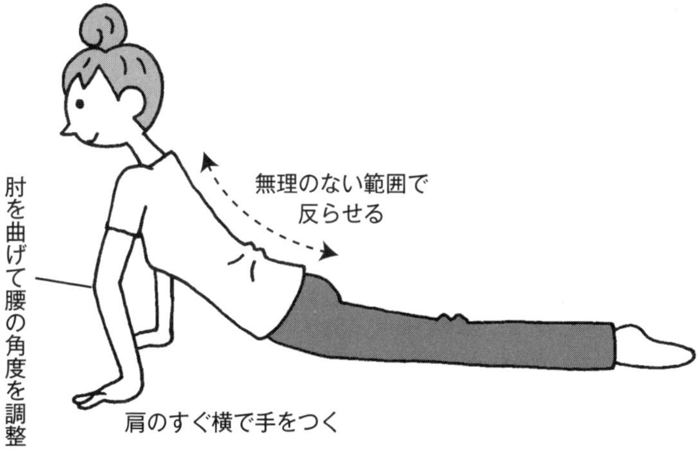
無理のない範囲で
反らせる
肘を曲げて腰の角度を調整
肩のすぐ横で手をつく

　うつ伏せの状態から、肩の横に手を置き、腕を伸ばして上半身を起こして、腰を反らせる。顔は正面に向け、胸を軽く張って、骨盤～足は床から浮かないようにする。この姿勢で30秒静止する。

［注意］腰椎・脊椎分離症、すべり症、脊柱管狭窄症などのある人は無理して行わないこと。

お腹ねこ背に効くストレッチ＆体操

　腰の反りが強くなって、背骨がお腹側に湾曲しているお腹ねこ背は、腰や股関節、膝にも痛みが出やすくなります。反りすぎた腰の湾曲を正すには、背中を丸めて伸ばす動作が効果的です。

キャットレ棒ストレッチ

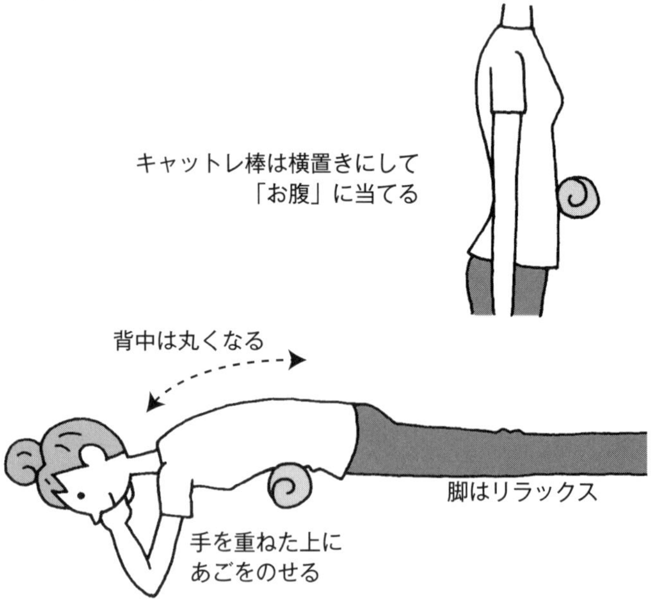
キャットレ棒は横置きにして
「お腹」に当てる
背中は丸くなる
脚はリラックス
手を重ねた上に
あごをのせる

90秒安静

うつ伏せに寝て、お腹（へそのあたり）にキャットレ棒が当たるようにする。手を重ねた上にあごをのせ、脚は楽に伸ばす。この姿勢で90秒安静にする。

ウィリアムス体操

30秒
静止

腰の後ろ側を伸ばし、反りすぎてしまっている腰の湾曲を正す体操。腰の反りが強く、あお向けに寝にくい場合は、膝を抱えて座ってからゆっくりと後ろに体を倒す方法でも。

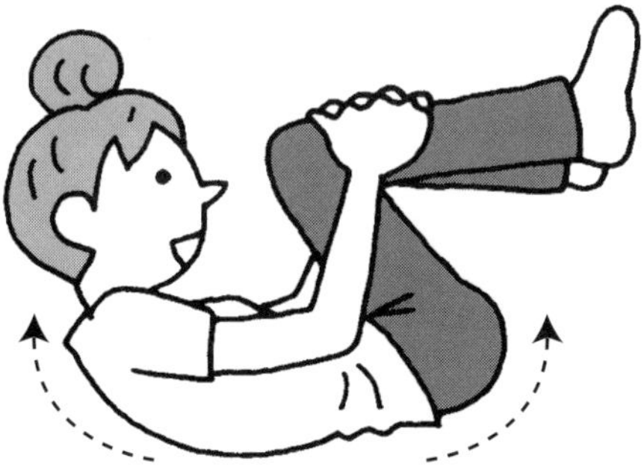

あお向けになって両膝を抱え、頭を起こす。この姿勢でゆっくりと深呼吸しながら30秒静止する。
［注意］椎間板ヘルニアのある人は無理して行わないこと。

複合ねこ背に効くストレッチ＆体操

複合ねこ背の場合は、まずキャットレッチを習慣にして背骨のクセを取り除いていくように心がけましょう。体の左右のバランスも崩れている可能性が高いので、バランスを整える体操をぜひ取り入れてください。

キャットレ棒ストレッチ

キャットレ棒は縦置きにして
「背骨」に当てる

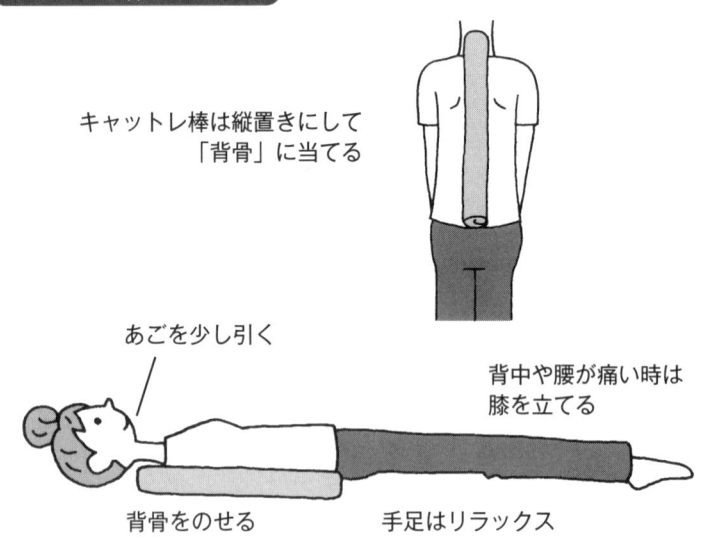

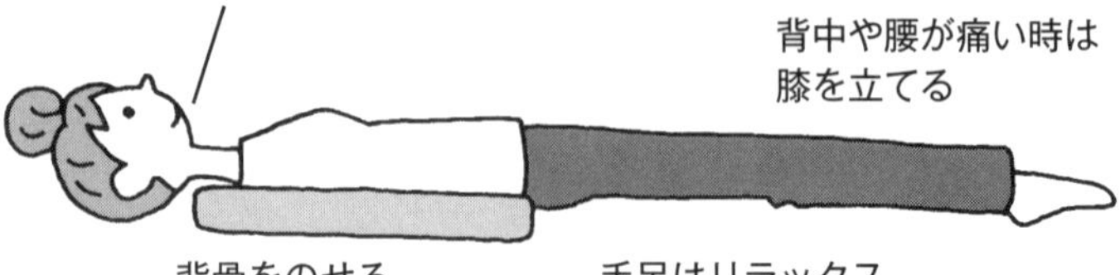
あごを少し引く
背中や腰が痛い時は
膝を立てる
背骨をのせる
手足はリラックス

90秒安静

キャットレ棒を縦置きにして、背骨をのせてあお向けになる。手足はリラックス、背中や腰が痛い時は、足を軽く開いて膝を立てる。この姿勢で90秒安静にする。

30秒静止
左右
各1回

左右のバランスを整える体操

背骨を体の前後から支える腹筋と背筋を強化し、同時に左右の筋力のバランスを整える体操。手足を高く上げるのではなく、互いに引っ張り合う感じで一直線に伸ばすことを意識する。

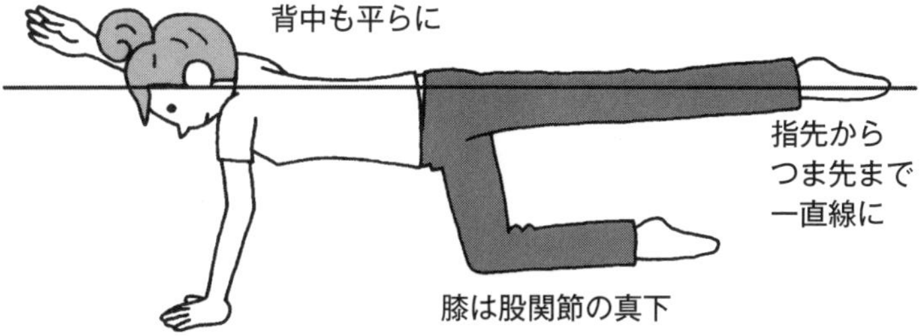
背中も平らに
指先から
つま先まで
一直線に
膝は股関節の真下
肩の真下で手をつく

床に両手と両膝をついて、頭の頂点～背中～お尻まで真っ直ぐに伸ばす。この姿勢から右手と左脚を伸ばして、指先からつま先まで一直線にして30秒静止。ゆっくりと元の姿勢に戻り、手足を左右逆にして同様に行う。

背伸ばししながら読むコラム

姿勢教育指導士として駆けまわっています！

治療院やアスリートのトレーナーの仕事と同じくらい私が大切にしているのが、姿勢教育指導士としての活動です。聞き慣れない方もいると思いますが、姿勢と健康に関する専門知識をもとに姿勢改善のお手伝いをするのが姿勢教育指導士です。

幼稚園の子どもから高校生まで、教育の現場に行って講演をするようになって、学校の先生方から今の子どもたちの姿勢の悪さについてお話をうかがうことがよくあります。そのたびに、私の中で燃え上がるのが「姿勢教育」への思いです。子どもたちの心身の発達に欠かすことができない「姿勢教育」は「食育」と同じくらい大切なもの。これからも、全国を駆けまわって、姿勢についての講演を続けていきたいと考えています。

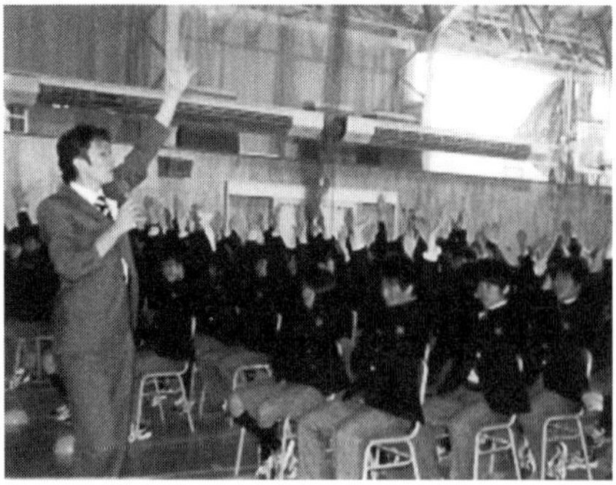

講演では、実演をしながらの指導も。
「姿勢をよくすれば運動神経もよくなります」

第2章

姿勢力＋身長UP
［背伸ばし体操］

ねこ背を治すと格好がよくなる！
それはただ「見た目」だけではありません。
正しい姿勢を保持できるキャットレを実践すれば
成長期の子どもはもちろん、成長が止まった年齢になっても
身長を伸ばすことができるのです。

何歳になっても背は伸びる！

◎背が縮むのは老化現象だけが原因ではありません

ある程度の年齢に達すると「背が縮んだんじゃない？」と他人から指摘されることがあります。今まで身長に対してコンプレックスがなかった人でも、そういわれると「ああ、自分も年を取ったのかなぁ」とガックリきますよね。確かに加齢によって身長が縮むことがあります。

その原因の一つは、背骨が短くなるため。まず老化によって骨そのものが縮み、加えて背骨の一つ一つの骨の間に存在してクッション役をしている「椎間板」の厚みも減少します。背骨は首から腰まで24個の骨で構成されています。それぞれの背骨にかかる負担は均等ではないので、縮む割合も実際は均一ではありませんが、1つの骨が平均1ミリ縮むとすると、身長は約2センチ低くなる計算です。これに、椎間板の摩耗が加わるとさらにマイナス2センチ。合わせて4センチも身長が縮んでしまうわけです。

しかし、背が縮むのは、老化だけが原因ではありません。若くても、背骨に過度の負担がかかれば、まず椎間板が薄くなります。そして、何度もくり返すように姿勢の悪さは、

体の大黒柱＝背骨が縮むと背も縮む

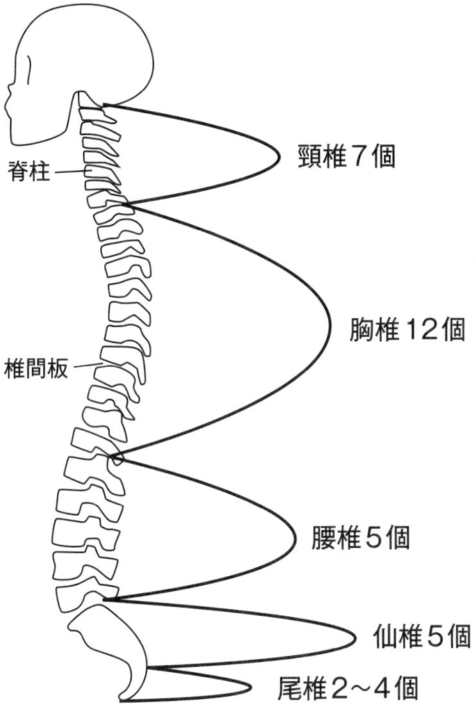
脊柱
椎間板
頸椎７個
胸椎12個
腰椎５個
仙椎５個
尾椎２〜４個

背骨の長さは身長と必ずしも比例しませんが、日本人（成人男性）の平均身長は約172cm、背骨の全長は平均75cm。背骨の骨（脊柱）の間に存在する椎間板の厚みの合計は、背骨の全長の４分の１を占め、正常な椎間板はその厚みを合計すると身長の約６分の１に相当します。

単に背が低く見えることにとどまりません。ねこ背は、全身に悪影響を与える姿勢病ですから、成長期には発育を阻害し、成人では代謝を低下させて老化を早めます。

加齢による老化現象は、誰にも避けられないものです。また、人間の価値は、身長で決まるわけではありません。しかし、縮んだ身長が伸びたら、気持ちまで若々しくなる人もいるでしょう。また、ある若い女性は、キャビンアテンダントになりたいけれど「あと数センチだけ採用条件の身長に満たない」と嘆いていました。背が低いことがコンプレックスで、1センチでもいいから背を伸ばしたいと願っている人がたくさんいます。背を伸ばすことでポジティブになれたり、自分の夢にチャレンジできたりするのなら、背を伸ばせばいい。その方法はちゃんとあるのです。

○背が低く見える「隠れねこ背」はソンをする

本人は自覚していないけれど、専門家から見ると立派なねこ背になっている人がいます。例えば、女性に多いお腹ねこ背は、「姿勢をよくしよう」という気持ちから胸を張り、腰が過度に反ってしまうケースが少なくありません。ただでさえ背骨に負担がかかっているところに、ヒールの高い靴で歩くと、バランスを取るために膝を曲げ、頭を前に出して、と体の軸は乱れるばかり。肩こり、腰痛はもとよりO脚になったり、骨盤を歪ませてヒップの形が悪くなったりといいことは一つもありません。

そして、最近、男女を問わず増えているのが、首がヌッと前に出る「ストレートネック」です。頭は、12ポンドのボウリングの玉と同じくらい重いといいましたが、ストレートネックでは、その重さが首に集中します。機会があったら、両手でボウリングの玉を持ち、肘を伸ばしたままで体を前に少し倒してみてください。両腕にズッシリと感じる重みで、細い首にどれほどの負担になるかがわかっていただけるはずです。

ちょっと見ではわからない「隠れねこ背」もやっぱりねこ背。本人は無自覚、背中が丸まっていないので周囲も気づかない、だからこそ厄介です。悪い姿勢が改善されないまま、本来の身長よりも背が低く見え、心身にいろいろな悪影響が及んでいるのです。

ところで、どうして姿勢をよくするつもりがお腹ねこ背になったり、姿勢の悪いクセに気づかなかったりするのでしょうか。それは、正しい姿勢がどんなものかを知らないからです。

◎すらっと見える正しい姿勢とはどんな姿勢？

正しい姿勢を意識するだけで身長が2センチ伸びます。

こういうと「そんな単純なことはわかってますよ」という人がたくさんいます。しかし、正しい姿勢がどんなものかを知っている人、実際に正しい姿勢ができている人は意外と少ないのです。正しい姿勢とは、ただ背筋を伸ばしている状態ではありません。背骨は、もともと丸くなりやすいもの。胎児の時から立ち歩きできるまで、背骨はアルファベットのCのように丸まっています。そして、背骨は生涯真っ直ぐになることはなく、なだらかなS字カーブを保ちます。

これは、さまざまな神経を保護し、情報伝達など体の営みをスムーズにする背骨の大きな役割を支える大切な形です。姿勢の悪いクセによって背骨のカーブのどこかが強くなり、逆に背筋を無理に伸ばして「I」の字のようになってもダメ。ねこ背が引き起こす〝背骨の詰まり〟は、全身の機能を停滞させるといってよいでしょう。

背骨が役割を円滑に果たせる形を保持できるのが「正しい姿勢」です。また、正しい姿勢を意識することは、筋肉の強化にもつながります。正しい姿勢を保つには、背骨の周辺の筋肉を使わなければなりません。全身の筋肉はつながっていますから、背中や胸、お腹

外見だけでもこんなに差がつく

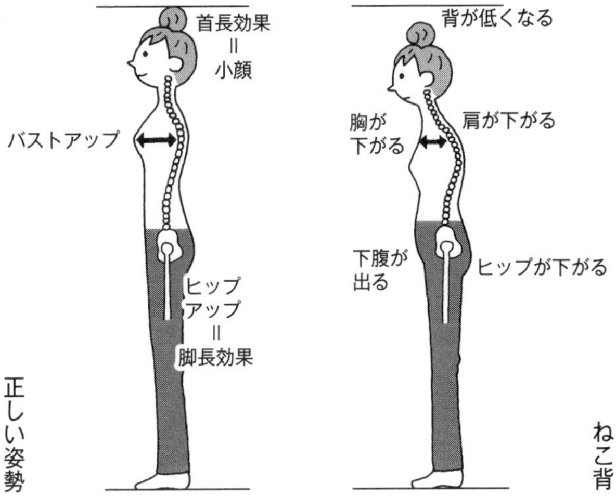
首長効果
＝
小顔
バストアップ
ヒップアップ
＝
脚長効果
正しい姿勢
背が低くなる
胸が下がる
肩が下がる
下腹が出る
ヒップが下がる
ねこ背

から手足へと筋力アップの効果は波及し、体が引き締まってきます。

そして、なにより姿勢をよくすることは、最も簡単かつ効果的な身長を伸ばす方法です。体のさまざまな働きを円滑にし、筋肉を強化して、背が伸びる。正しい姿勢を意識することは、外見と心身両面に磨きをかけていくことでもあるのです。

◎よい姿勢を保ち、身長を伸ばすことはこんなに簡単

正しい姿勢を体に覚えさせ、いつでもその姿勢を保てるようになると、背が伸びる、スポーツが上達する、体型が整うなどよい効果が次々にあらわれてきます。これから紹介するのは、正しい姿勢を保つうえで不可欠な体の軸作り、歪みの矯正に役立つ体操、身長を伸ばす体操です。

これらの体操は、年齢に関係なく、どなたが行っても効果が出るものです。また、ねこ背の改善や体の柔軟性を養う効果もあるので、身長の悩みがない人も、老化防止や健康法の一つにぜひ取り入れてください。

実際にやってみると、本当にこれで背が伸びたり、体の歪みが取れたりするの⁉　と思うほど、どれも簡単です。ゴムチューブ、Gボールなど道具を使う体操は、代用できるものを紹介していますが、なければ使わなくてもかまいません。気軽にトライしてみましょう。

姿勢力＋身長UPの体操では こんな道具を使います

青竹

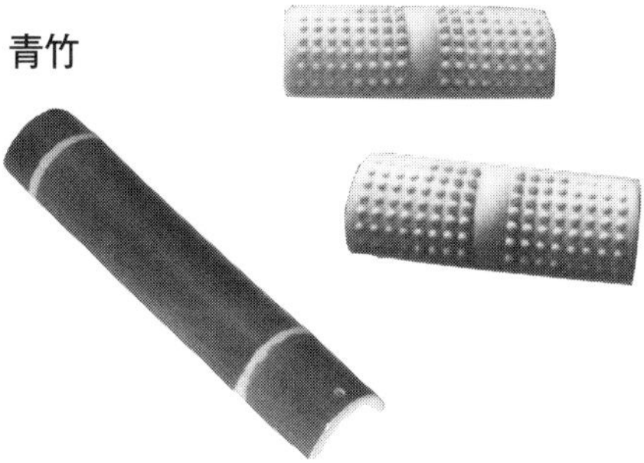

足裏を刺激する昔ながらの健康器具。プラスチック製も手頃で使いやすい。

ゴムチューブ、
ゴムバンド

自分の筋力に合った適度な負荷でトレーニングを効果的に実践できる。

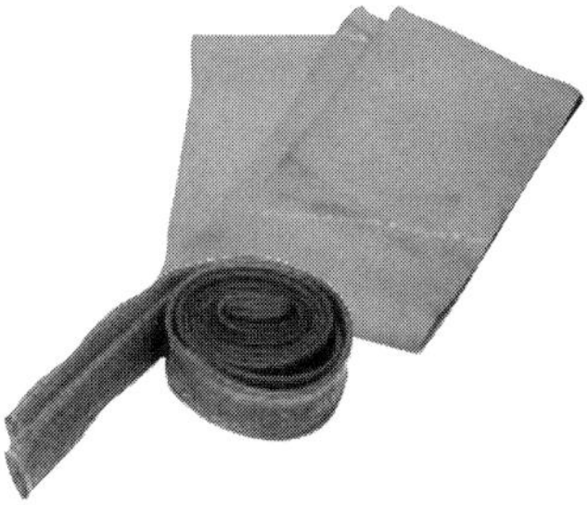

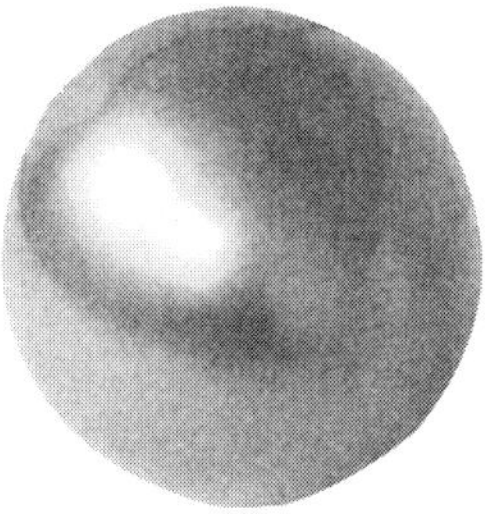

Gボール（バランスボール）

ボール内の空気の量で硬さを変え、難易度の調節が可能。トレーニング時以外も椅子として利用できる。

姿勢力UP その1 真っ直ぐに立つ

ふだん何気なくやっている動作や体の使い方によって、体のバランスは崩れたまま、それがクセになります。背中が丸くなったままになるねこ背は、前後のバランスが崩れた典型的なパターン。骨盤の歪みは、上下のバランスを崩す大きな原因となります。立った状態では、上下、前後、左右という全方位バランスが均等か否かが一目瞭然です。

そのうち、自分でチェックしやすいのが、左右のバランス。とくに姿勢をよくしようと意識せず、ふだん通りに鏡に向かって立ってみましょう。肩の高さが左右で違っていませんか？　腰の高さが左右で違っていれば、脚の長さも不均等になっています。

「真っ直ぐに立つ」というのは、簡単なようで実は難しい。逆にいえば、真っ直ぐに立てるようになれば、正しい姿勢を保ち、軸を中心に体を使うことができます。「立つ」は、あらゆる動作の基本になる姿勢ですから、たくさん歩いても疲れにくく、体を動かしやすくなり、運動能力の向上にもつながります。

姿勢力ダウンの習慣［体のバランス］

こんなことしていませんか？

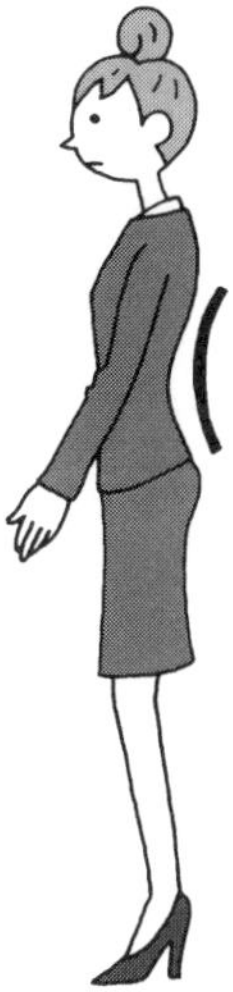

ヒールの高い靴を愛用している

●腰が反り、お尻が突き出た姿勢がクセになりやすい。

●背骨の湾曲が強くなり、頭の重心が前に移動、首のカーブが強くなる。

●つまずきやすい、脚がむくむ、腰痛を起こす。

荷物をいつも同じ側で持つ

●荷物を持つ側の肩が下がり、左右アンバランスの状態がクセになりやすい。

●背骨に左右方向の歪みが生じてしまう。

●頭は、肩が下がった側と反対方向に傾けるのがクセになる。

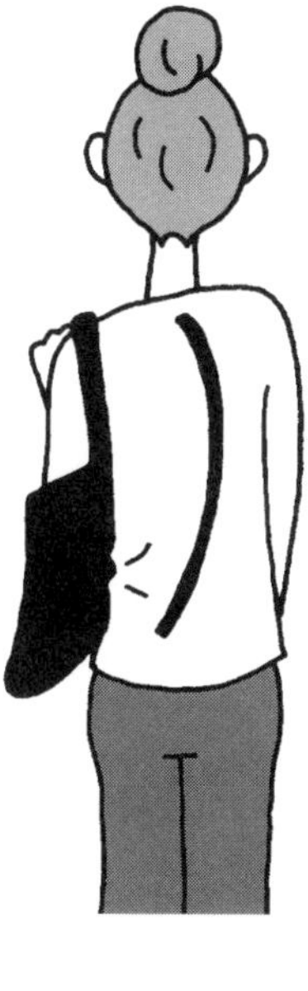

左右のバランスを整える方法

カバンを持つ時、片方の肩や腕が重く感じると私たちは無意識のうちに左右を持ち替えています。このように、ふだんからなるべく体のバランスを均等にすることを意識してください。

真っ直ぐに立っている？ 体のバランスチェック

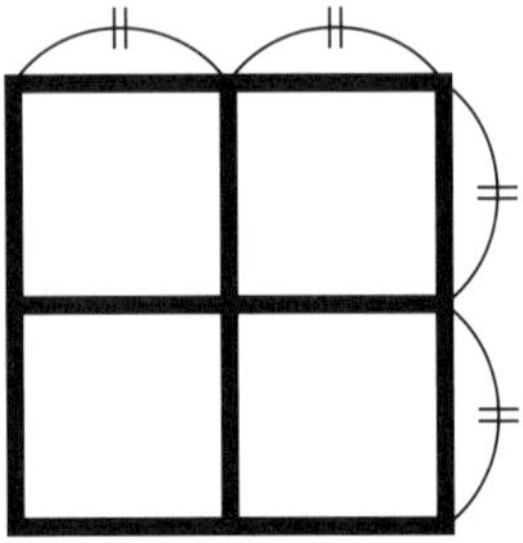

1

床にマスキングテープなど弱粘着テープを正方形（約40cm四方）に貼り、中心を十字にテープで仕切る。

2

四角形の中心に立ち、目を閉じて、30秒間足踏みをする。

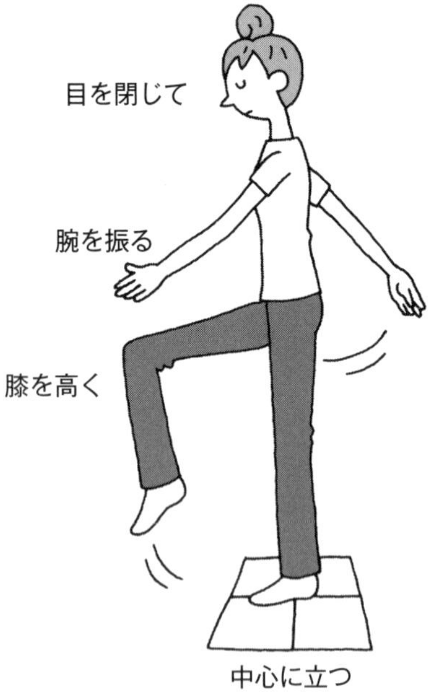

←

終わったら、そのまま動かずに、目を開けて自分の位置をチェック！

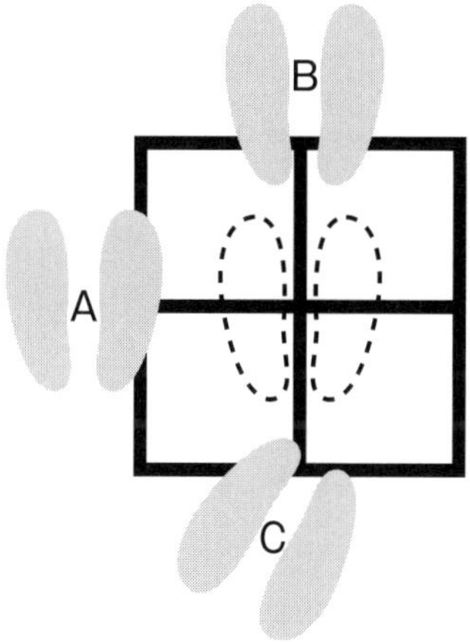

終了後の位置が

ほとんど動いていない、
四角の中にいた
　体のバランスは問題なし！

A 左右どちらかに動いた
　体の左右がアンバランス。
　足が移動した側に重心がかかり、
　歪みが生じています。

B 前後どちらかに動いた
　体の前後のバランスが崩れています。
　前に動いた人は前傾姿勢気味。
　後ろに動いた人は後ろに重心が偏っています。

C 回転していた
　複数の部位で体のバランスが崩れて、歪みが生じています。

真っ直ぐ立てる足裏を作る **青竹踏み**

立っている時に体のバランスを保つ働きをしているのは、足の裏の親指のつけ根、小指のつけ根、かかとの３点を結んで、アーチ状のくぼみを形成している土踏まずです。土踏まずのアーチが潰れると、体のバランスをうまく保つことができなくなり、重心が偏ってしまいます。これも、姿勢が悪くなる要因の一つです。バランス感覚は、運動でパフォーマンスを最大限に発揮するにも大変重要で、重心移動がスムーズでなくなると、運動能力の低下が起きやすくなります。

土踏まずのアーチをよい状態に保つには、まずよく歩くこと。正しい姿勢を意識しながら気軽にできるトレーニングとしておすすめなのが、青竹踏みです。座ったまま、青竹で足の裏を刺激するだけでも、足のむくみや疲れをやわらげたり、血液循環をよくしたりする効果が得られます。

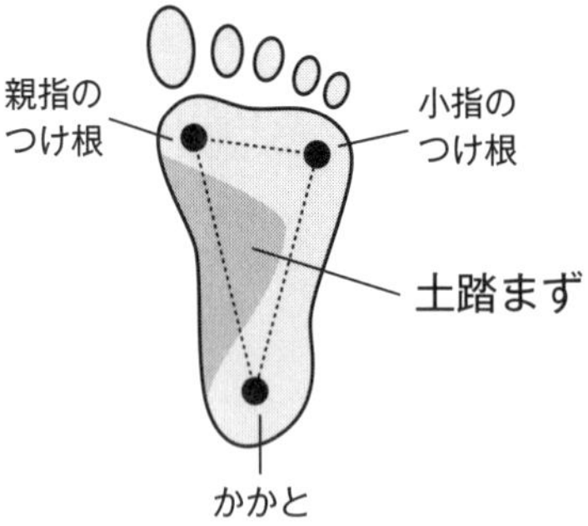

親指側、小指側からそれぞれかかとまでを結ぶ2つの縦アーチ。親指から小指までを結ぶ横アーチ。この3本のアーチが形成されていることで、親指のつけ根、小指のつけ根、かかとが体重を支える支点となり、重心移動のバランスが保たれます。

90秒 青竹の上で足踏みをする

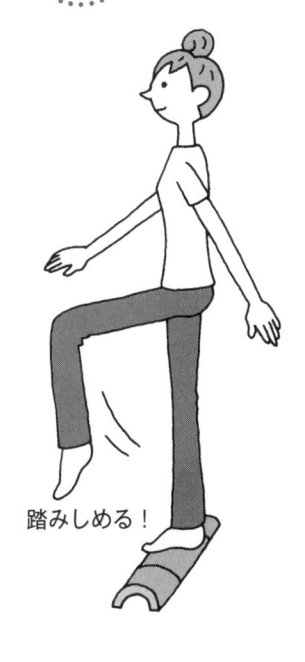

親指のつけ根、小指のつけ根、土踏まずを青竹でしっかり刺激するのがポイント。

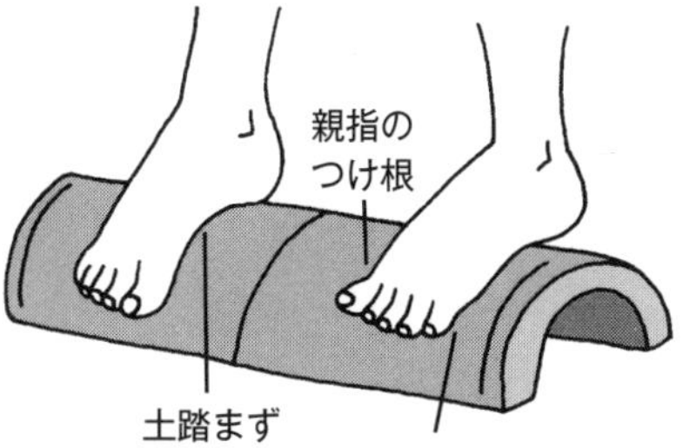

膝を高く上げ、腕を大きく振って、大きく動くと効果はさらにアップ。前かがみになったり、腰を曲げたりなどと、姿勢が悪くならないように気をつけて行いましょう。

姿勢力UP その2 体の歪みを取る

背骨が体の大黒柱なら骨盤は土台で、正しい姿勢を保つのに重要な役割をしています。例えば、植木鉢に植物が植えてあります。茎が真っ直ぐに伸びても、植木鉢＝骨盤が傾いていれば、茎＝背骨も曲がってしまいます。

骨盤の歪みは、お腹ポッコリなどの体幹のたるみを招いたり、体のバランスが崩れて、ねこ背や側湾につながっていきます。また、男性よりも女性の骨盤は横に広くなっているので、骨盤の歪みが生じやすく、女性特有のトラブルが起きやすくなります。

骨盤の歪みから起きる症状

●腰痛
●膝のトラブル
●下半身の冷え、むくみ
●内臓下垂、お腹ポッコリ
●生理痛など婦人科系トラブル
●O脚、X脚など脚の変形
●便秘、下痢
●股関節痛
●ねこ背

ほとんどが女性に多いトラブル！

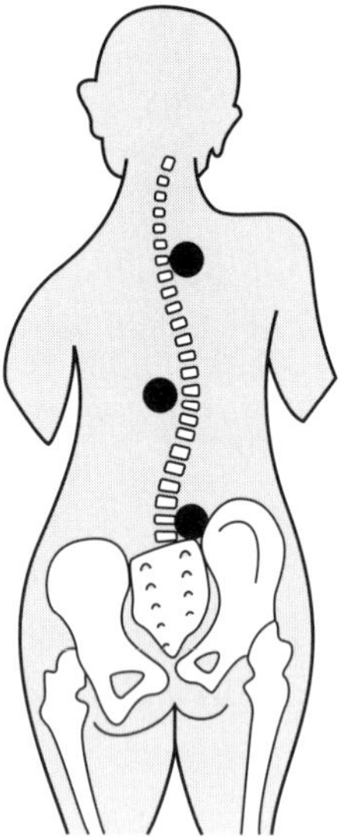

姿勢力ダウンのNG習慣［体の歪み］

こんなことしていませんか？

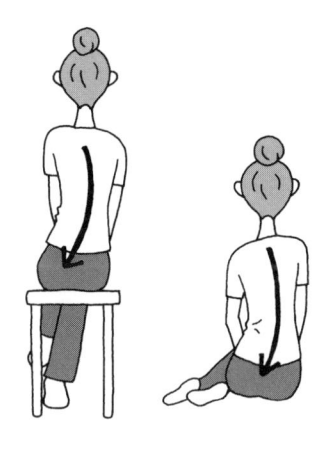

脚を組む、横座り

●背骨と骨盤が一緒に歪む。

●いつも同じ側に脚を流すクセがある場合は、反対側の股関節に負担がかかって、痛みが起こる。

●座っている時以外の姿勢にも影響が及ぶ。

「坐骨で座る」を習慣にしよう

床でも、椅子でも、座る時は、いつも左右の坐骨に均等に体重をのせるように意識しましょう。

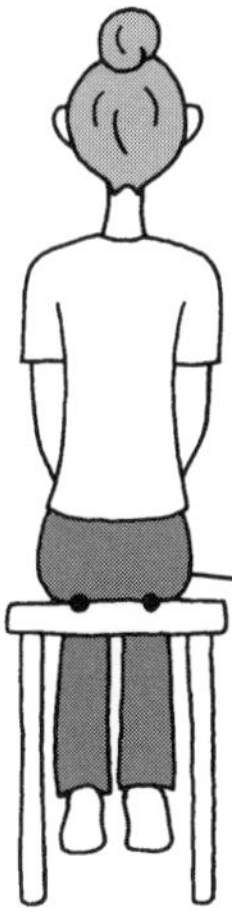

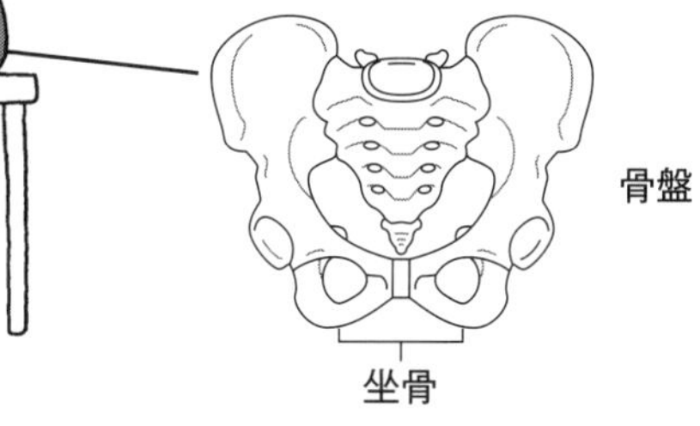

体の土台を正す セルフ骨盤矯正

骨盤を正しい位置に戻し、体の土台を整える体操です。まず、骨盤の左右どちら側に歪みが生じているかを確認しましょう。

あお向けに寝て、体の力を抜き、以下のチェックを行ってください。

チェック1 左右の脚の長さ

- あお向けに寝て、膝を立てます。
- 左右の膝をくっつけてみて膝の高さを見てみましょう。高い方が長い足です。

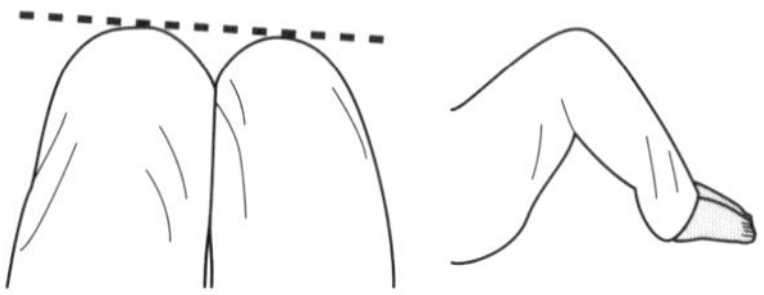

チェック2 つま先の向き

- あお向けに寝て、自然に脚を伸ばし、左右のつま先の向きを見ます。
- 左右均等に、45°くらい外側に開いている→骨盤は歪んでいません。
- 両側または片側だけ、内側を向いている→骨盤が内側にずれています。
- 両側または片側だけ、45°より大きく外側を向いている→骨盤が外側にずれていたり、後ろに反りすぎている可能性があります。

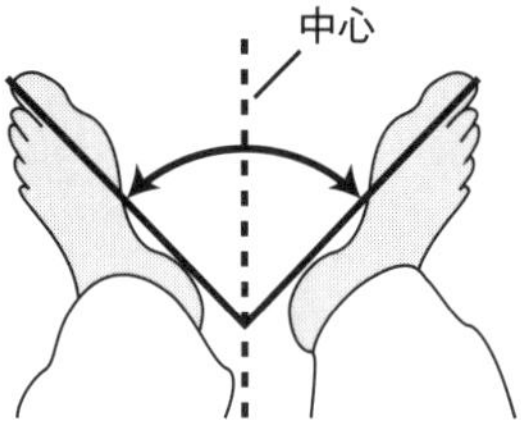

次ページの体操で骨盤の歪みを正すと、つま先の傾きや向きが左右均等になります。終了後にもう一度チェックを行って、効果を確認してみましょう。

最初の姿勢

背筋を伸ばして立つ。顔は正面に向けて、両手を腰に当てる。次に前ページのチェック１・２の結果に従って、以下のようにスタンスを作ります。

●足の位置　脚が短い側の足を後ろに半歩引く。
●つま先　内向きだった足はつま先を外側に向ける。
外向きだった足はつま先を内側に向ける。
左右差がなければ、つま先を真っ直ぐ前に向ける。

両手で骨盤を固定して、ゆっくりと体を上下させる。

上体は真っ直ぐに維持。無理に体を深く下ろそうとしてかかとが床から浮いてしまわないように気をつけて。

10回
×
2セット

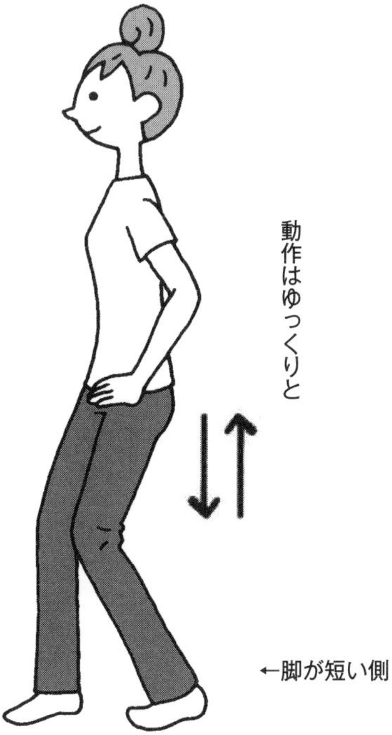

姿勢力UP その3 体の軸を作る

「体の軸はどこ？」と聞くと「背骨」と答える人が多いのですが、背骨は柱であっても軸ではありません。体の軸とは、体の中心を真っ直ぐに１本の線が貫く「感覚」で、実際に「軸」という部位はないのですが、スポーツやダンスなどバランス感覚や体重移動が大切な競技は「軸」を重要視します。

正しい姿勢を保つと、自分の体に軸があるという感覚も意外と簡単につかめますが、ねこ背のように頭が本来あるべき位置にないと、体の軸もぶれてしまいます。だから、体の軸を正すには、首の筋肉を鍛えて、重たい頭をしっかり支えてあげればいいわけです。

頭が前に出る姿勢がクセになると、重たい頭を支えきれなくなって、第一頸椎（一番頭側にある骨）が引っ張られてずれが生じます。重度になると、頸椎の中を通る神経が圧迫されたり、傷ついたりします。

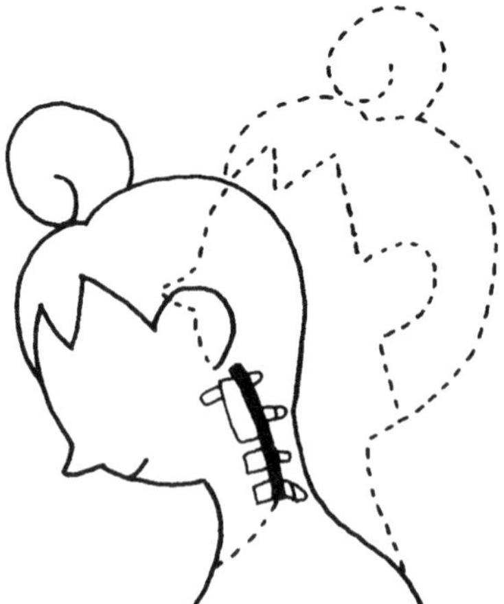

軸作りにも
効果的！

姿勢力ダウンのNG習慣［体の軸］

こんなことしていませんか？

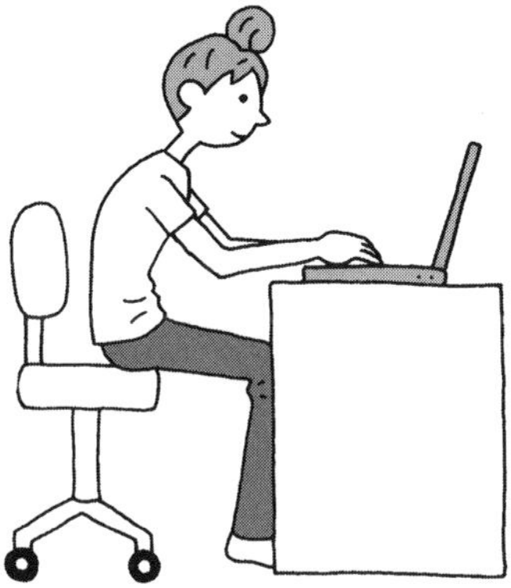

前かがみの姿勢

- ねこ背の原因になる生活習慣のワースト1。
- 首の骨にずれが生じて、神経が圧迫されると全身でトラブルが発生。
- 前かがみが楽に感じるのは、筋力不足の疑いが濃厚。

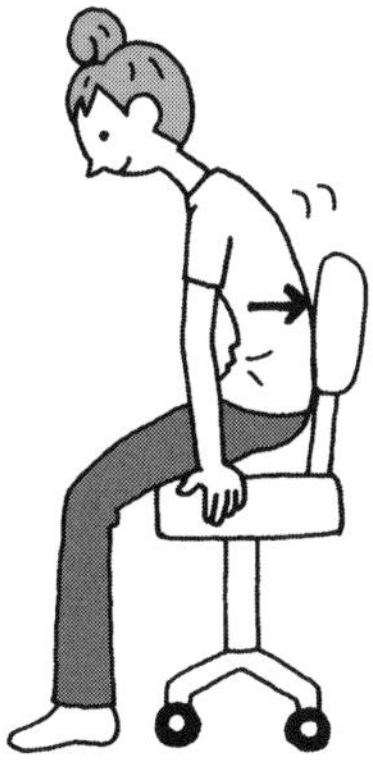

座面と背もたれの際までお尻を引いて座り、背もたれに背中をつけ、耳と肩先が縦ラインに並ぶようにする。

前かがみになりやすい座位での作業が続く時は、次のようなことを心がけましょう。

- 20〜30分ごとに、キャットレッチや伸びをする。
- 座り方を工夫する。
- パソコンやテレビは、頭を真っ直ぐに起こした姿勢で画面が正面にくるように置く。
- 車の運転中は、腰とシートの間にクッションを入れる。
- 脚を組んでいるのに気づいたらすぐにやめる。または、脚を左右組み替える。

頭の重心を正しい位置へ ヘッドストレッチ

首の筋肉を鍛えて、重い頭をしっかりと支え、重心を正しい位置に戻しましょう。ねこ背の人に多い、頭が前に出てしまうクセの改善にもなります。頭の位置が体の軸の中心で安定するようになると、自然と姿勢がよくなり、首や肩のこり、痛みの緩和・防止、背が伸びる、運動能力が向上するなどいいことがたくさんあります。

ゴムチューブの代わりにタオルを使う場合は、下図のようにタオルを当てて行います。（1）頭を後ろに引く、（2）額で前に押す際は、ゆっくり呼吸しながら10秒静止。これを1回として10回で1セット。2セット行います。

（2）額で前に押す時は、額から斜め下向きにタオルを当てる。こめかみのあたりでタオルをしっかりとにぎり、斜め下へ引っ張る。

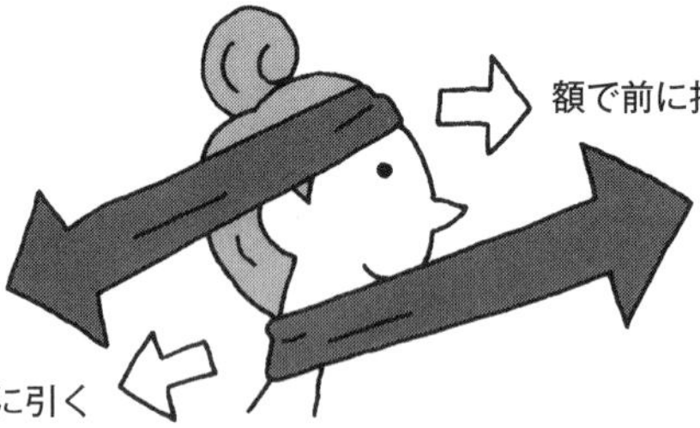

（1）頭を後ろに引く時は、首のつけ根から斜め上向きにタオルを当てて、両端をしっかりとにぎって引っ張る。

10回
×
2セット

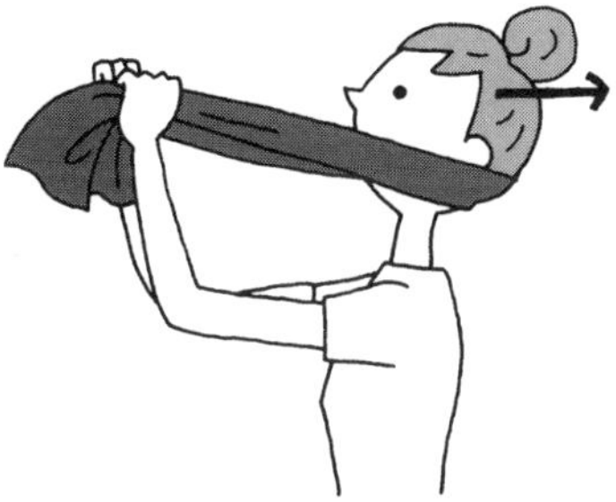

1
ゴムチューブを後頭部に当て、両端をしっかりにぎって腕を伸ばす。
その状態で、ゆっくりと深呼吸しながら、息を吐く時に首から頭を引く、息を吸う時に戻す。頭と一緒に腕を動かさないこと。

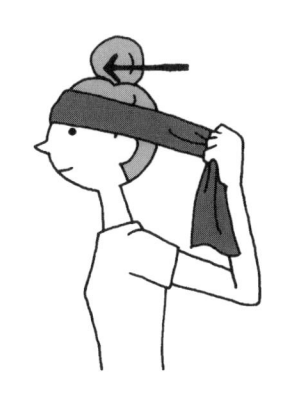

2
ゴムチューブを額に当てる。両手でゴムチューブを持ち、肘を曲げて少し後ろに引く。
その状態で、ゆっくりと深呼吸しながら、息を吐く時に額でチューブを前に押し、息を吸う時に戻す。動作の間は腕を一緒に動かさないのがポイント。

◯即効・身長2センチUP［背伸ばし体操］

身長を伸ばす体操と聞いて、皆さんは、どんな体操をすると思いますか？　頭と足を引っ張って伸ばす⁉︎　そんなハードなことは一切しませんのでご安心ください。ジャンプや回転のような難しい技もテクニックも必要なし。運動が苦手でもまったく問題ありません。寝転んで体を気持ちよく伸ばしたり、いつもやっているストレッチのようだったり、もしかしたら拍子抜けするくらいに簡単な体操です。

しかし、誰がやっても背が伸びます。これは、私を含めて実践した多くの方が証明しています。それも、1回で2センチは身長が高くなるはずです。ねこ背の子どもが、私が指導した体操を、自宅で毎日しただけで、半年の間に10センチも身長が伸びたケースもありました。また、私がそうであるように、成長が止まった大人でも、体操を続けることで背を伸ばすことができます。

ただ効果の程度には、どうしても個人差があります。治療院でしているように個々の問題に対応するのは難しいのですが、効果的に実践するためにいくつかアドバイスをあげておきますので参考にしてください。

●［背伸ばし体操］［骨盤ローリング］［足首トントン体操］の3つは、できる限り毎日実行しましょう。

●［背伸ばし体操］［骨盤ローリング］は、なるべくGボールを使って行ってください。とくに［背伸ばし体操］は、体を適度に反らせて行えるGボールの使用をおすすめします。

※Gボールの詳細は次ページを参照

●Gボールを使わずに行う方法も紹介しますが、Gボールを使った場合に比べて効果が若干低下する可能性があります。

●いずれの体操も、強く背中を反らせたり、腰をまわしたり、無理な動きはNG。

●楽しい、気持ちいいと感じることで、筋肉がほぐれ、背を伸ばす効果も高まります。

●体操は、動きも呼吸も「ゆっくり」を心がけましょう。

●体操が正しく行えているかを確認するため、定期的に身長を測定してください。

●キャットレッチを習慣にするなど、ふだんから姿勢をよくする心がけも大切です。

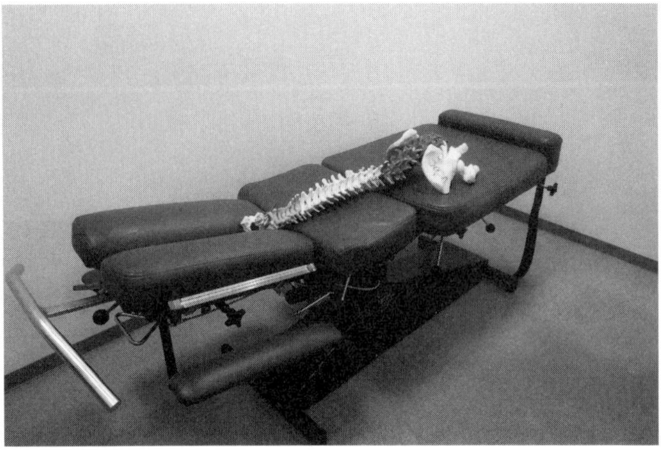

「背伸ばし」の現場から

私の治療院では、このようなベッド（写真上）に、手前が頭、奥が足になるようにあお向けに寝て、［背伸ばし体操］を行います。頭をしっかりと固定し、背骨から骨盤まで正しい位置に保って体操が行えるので、非常に効果的です。

自宅では、「Gボール」（バランスボール）を使って［背伸ばし体操］を行ってもらいます。ボールの上に背中と腰をのせてあお向けになると、丸まった背中がほどよく伸びて、治療院のベッドに負けないくらい効果的に「背伸ばし」を実践できます。

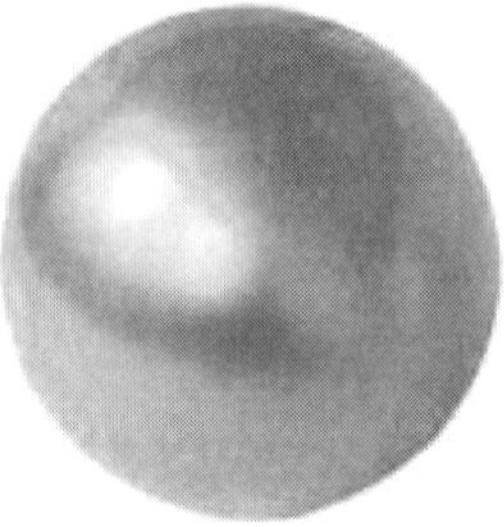

エクササイズの場合、成人なら直径60cm前後のやや大きめなものが安定感があり、使いやすいようです。［背伸ばし体操］では、ボールにあお向けになった際、手足が床につくように、直径40cm程度のものを使用します。

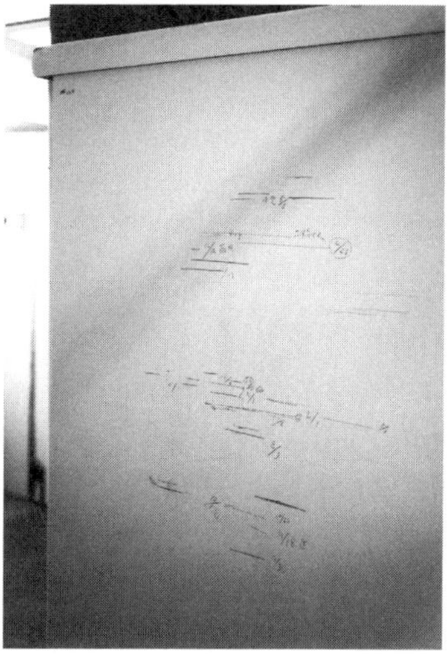

柱ではなく治療院のキャビネットで〝たけくらべ〞。[背伸ばし体操]を行う患者さんは、全員ここで身長測定をします。
皆さんの〝成長〞記録を見るたびに私も嬉しくなります。

身長が伸びなかった患者さんはゼロ。最低でも2cmは必ず伸びます。今までの最高記録は、高校生の女の子で、3ヵ月くらいの間に14cmも背が高くなりました。

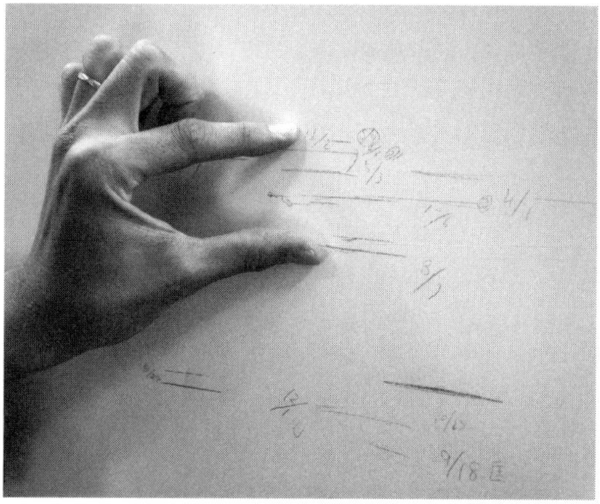

身長UP その1 背伸ばし体操

Gボールは、体重をかけても破損しない丈夫な素材が使われており、バランス感覚のトレーニングや姿勢の矯正、筋力向上に活用されています。バランスボール、ヨガボールなどとも呼ばれ、日本では、海外で活躍するスポーツ選手の利用をきっかけに広く知られるようになりました。[背伸ばし体操]は、このGボールの上で体を伸ばした状態でゆっくりと深呼吸をくり返します。

身長を伸ばす以外にも、次のような効果が得られます。また、体操の前後に、肩を後ろに4～5回まわして、筋肉の緊張をほぐすとより効果的です。

「背が伸びる」以外にもこんな効果が……

●心身のリラックス
●慢性的な疲労感、頭痛など不定愁訴症状の緩和・改善
●全身の筋肉（とくにインナーマッスル）をほぐし、強化
●バランス感覚の向上
●姿勢、体の歪みの改善
●血液循環を促し、代謝を高める
●首、肩のこり、腰痛など姿勢の悪さに起因する症状の緩和・改善

準備 ［背伸ばし体操］を初めて行う時に実施してください。

体操を行うスペースの確保

体操は、手足を伸ばして寝ても、周囲に十分な余裕のある場所で行いましょう。

ボールの高さを調整する

ボールの大きさは、成人で直径40cm前後が目安です。体操を初めて行う時は、一度ボールに乗って、自分の体格に合わせて調整しましょう。

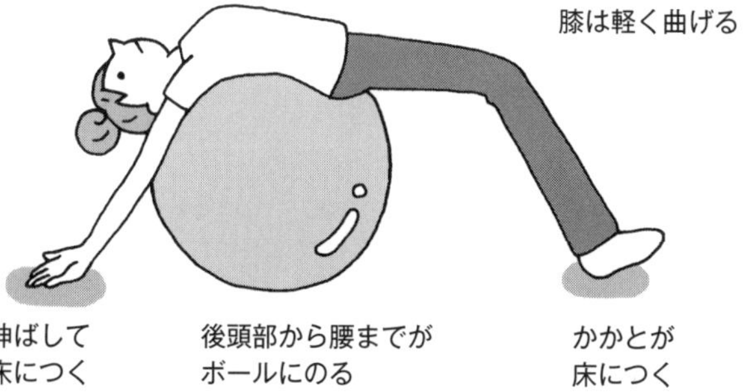
膝は軽く曲げる
腕を伸ばして
手が床につく
後頭部から腰までが
ボールにのる
かかとが
床につく

上のような姿勢を取った際、手足が床から浮いてしまう場合は、ボールの空気を抜いて大きさを調節します。

身長を測る

体操をスタートした後は週１回など期間を決めて定期的に身長を測り、効果を確認します。頭の上に下敷きや板などをのせて、壁に貼った紙に印と測定した日付を書き込んでおくとよいでしょう。

身長UP その1 **背伸ばし体操**

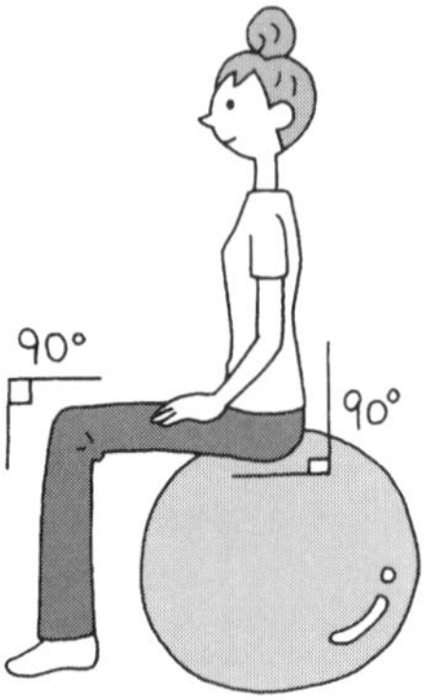

1

ボールの中心に座る。顔は正面に向け、背筋を伸ばす。

↓

ボールに手を添えて、お尻→腰→背中とボールをゆっくりと後ろに転がしながら体を倒していき、後頭部をボールの丸みに沿わせる。

↓

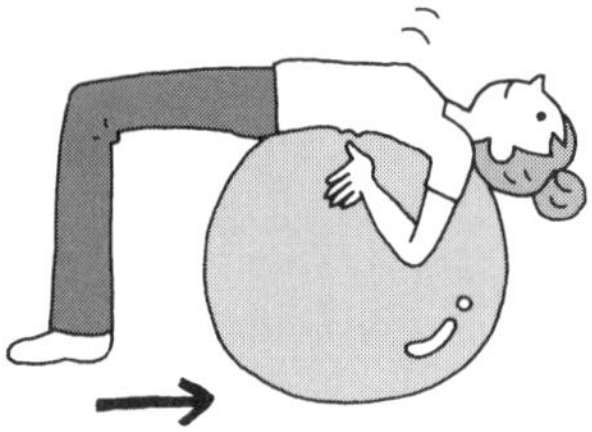

手とかかとが床につき、楽に呼吸ができる程度に胸が反る位置まで、ゆっくりと手足を伸ばす。

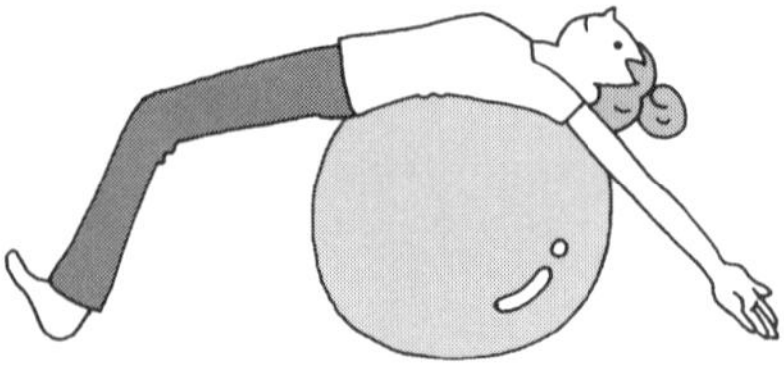

2 次の要領で深呼吸をゆっくりとくり返す。

吸う つま先を起こし、あごを上げて、鼻から息を吸う

あごを上げる
3秒かけて
鼻から息を吸う
かかとは床

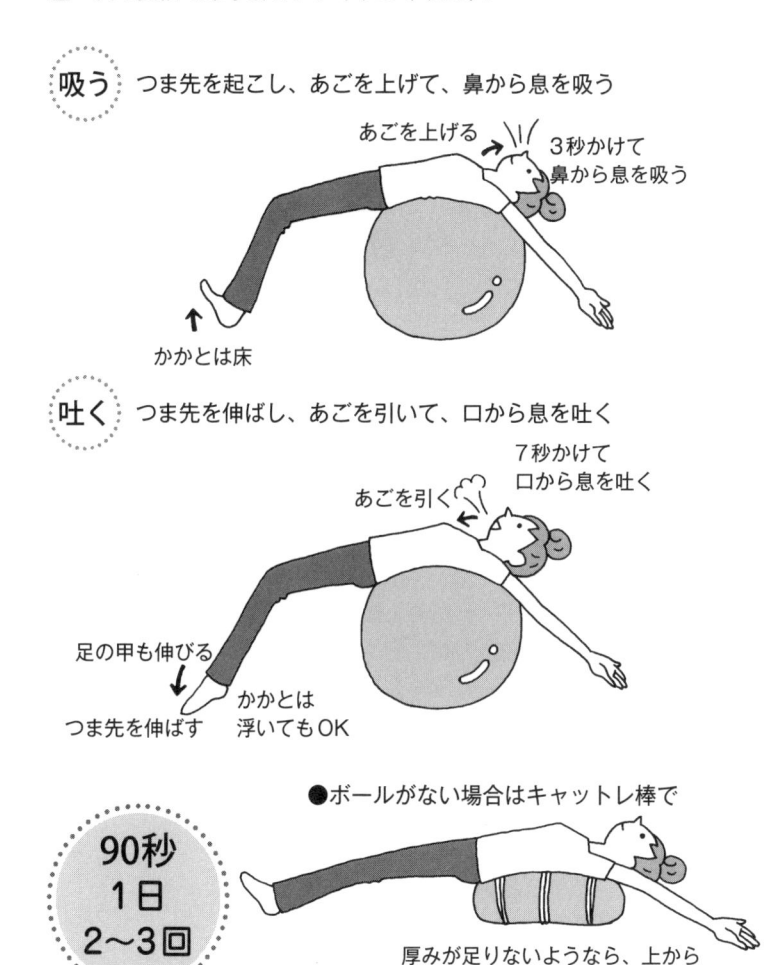

吐く つま先を伸ばし、あごを引いて、口から息を吐く

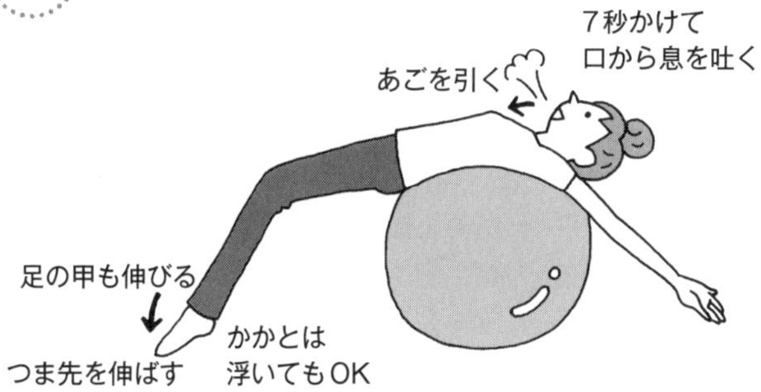
7秒かけて
口から息を吐く
あごを引く
足の甲も伸びる
つま先を伸ばす
かかとは
浮いてもOK

●ボールがない場合はキャットレ棒で

90秒
1日
2〜3回

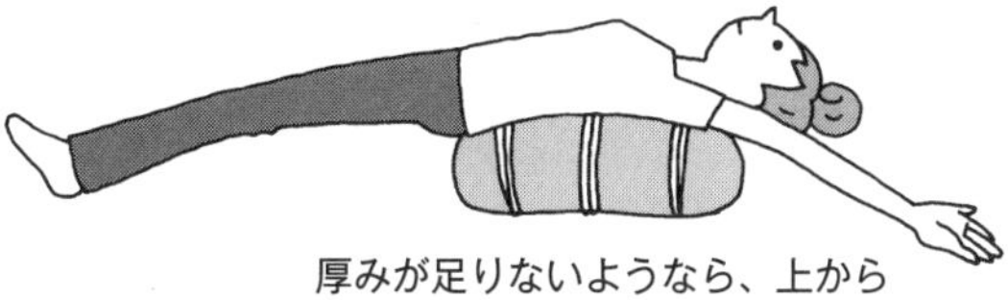
厚みが足りないようなら、上から
バスタオルをもう1枚巻いて！

身長UP その2 骨盤ローリング

伸ばした身長を維持するには、よい姿勢を心がけるとともに、体が正しい姿勢を維持しやすい環境を作ることも大切です。[骨盤ローリング]は、それを実現する体操です。骨盤を正しい位置に戻し、背骨を前後から支える腹筋と背筋も強化できます。

この体操は、ダイエットにも大変有効です。産後太りや婦人科系のトラブルに悩まされている女性に、とくにおすすめします。

「背が伸びる」以外にもこんな効果が……

●骨盤の歪みを正す
●股関節の動きをよくし、痛みをやわらげる
●腰痛、膝の痛みの緩和・改善
●背筋と腹筋の強化
●骨盤底筋群をはじめ、骨盤まわりのインナーマッスルを強化。骨盤を正しい位置に維持する
●子宮の働きをよくし、婦人科系トラブルを改善する
●産後太りの解消
●ウエストにくびれを作る

基本姿勢をマスターしよう **ボールに正しく座る**

基本姿勢は「ボールに正しく座る」。これだけでも、バランスを取るために体のあちこちの筋肉を使います。正しい姿勢を体に覚えさせるにも大変役立ちますので、この基本姿勢をしっかりマスターしましょう。

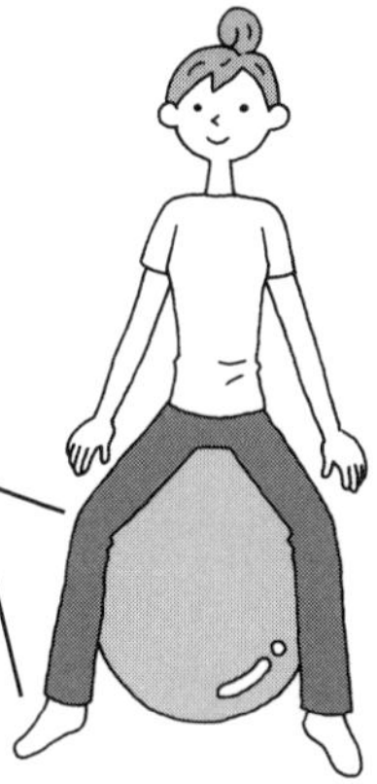
膝とつま先は同じ方向
足を肩幅くらいに開く

正面

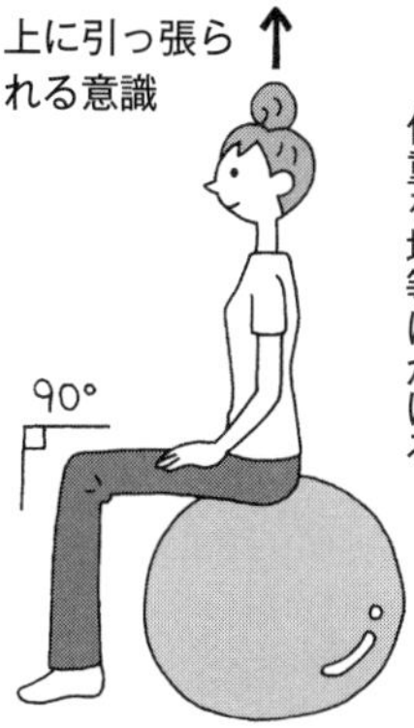
上に引っ張られる意識
左右の坐骨に体重を均等にかける
90°

横

●この姿勢はNGです！

ねこ背や前かがみの姿勢では、胸が圧迫されて、呼吸が浅くなります。また前傾姿勢では、体のバランスが崩れやすく、動作がスムーズにできなくなるため体操の効果もあまり期待できません。

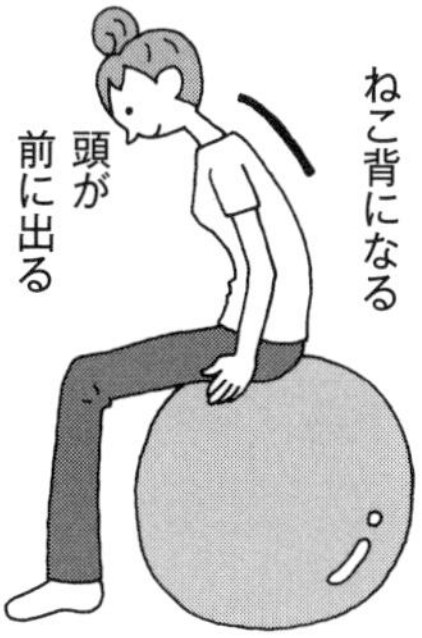
ねこ背になる
頭が前に出る

身長UP その2 **骨盤ローリング**

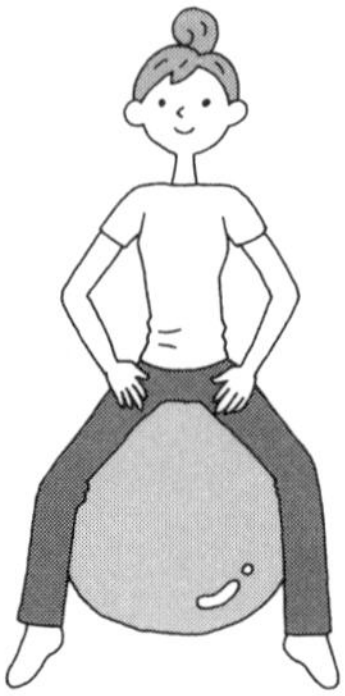

正面を向いてボールに座り、両手を骨盤（腰骨）に当てる。
この姿勢で、息を吐きながら、腰を左→後ろ→右→前と円を描くように移動させていく。

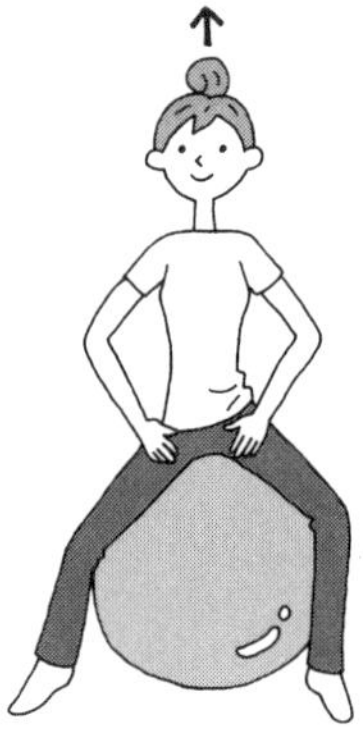

Point

- 上から引っ張られているように意識して行う。
- 上半身と足の位置はなるべく動かさない。

お尻でボールを押すようにして、腰を左に突き出す。

骨盤で円を描くようになめらかな動きで後ろに移動。

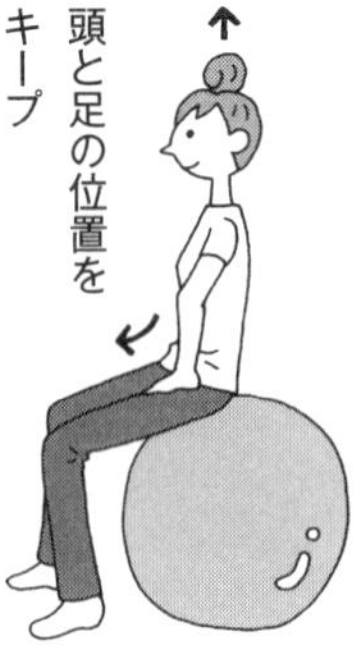

背中や腰を反らせすぎない。体が前かがみ（ねこ背）にならないように注意を。

息を吐き続けながら、右→正面へとまわしていく。

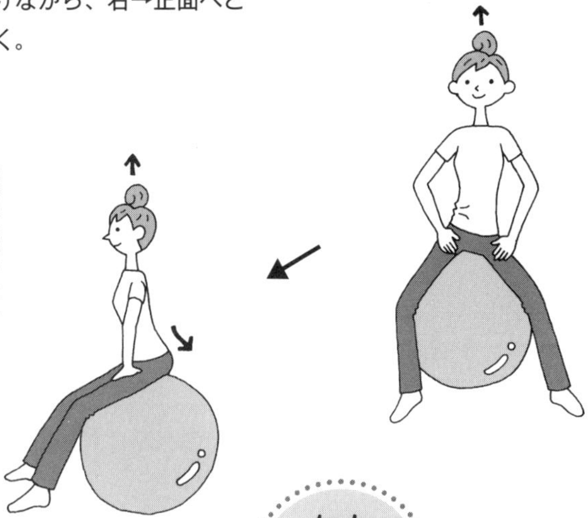

正面に戻ったらゆっくりと息を吸う。

左右交互に60秒

右回りも同じ要領で。自分がやりやすい方向から左右交互に行う。

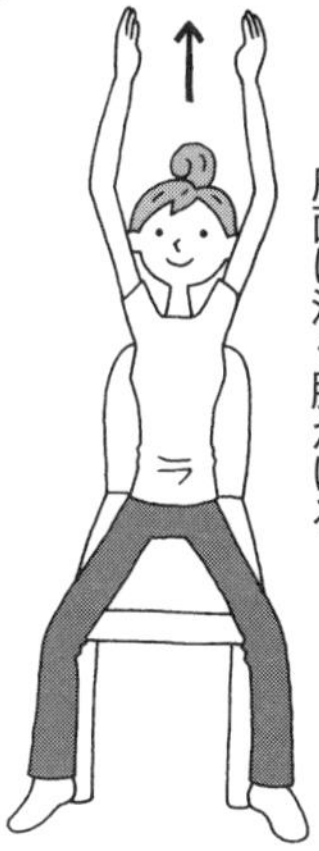

座面に深く腰かける

●ボールがない場合は椅子で

椅子を使う場合は、姿勢が崩れやすいので、両手を肩の上に伸ばして行いましょう。

身長UP その3 足のトントン体操

背を伸ばす体操の3つめは、ボールではなく自分の手を使います。足首やかかとを〝トントン〟とたたく、体操というよりも筋肉をほぐし、血流をよくするマッサージに近いものです。

脚は、私たちの体を支える重要な部分です。とくに立位での全体重を支える足の裏から足首までの「足」は、正しい姿勢を維持し、体を健やかに保つうえで大切な働きをしています。

［足のトントン体操］では、まず足首をトントンたたいて、足首の奥にある距骨《きょこつ》という骨を刺激します。この距骨という骨は、非常に硬く、脚全体の動きを左右するほど大切な働きをしています。

2つめはかかとのトントン体操です。足裏には、内臓の働きと密接に関わるツボや反射区がありますが、なかでもかかとへの刺激は、血液やリンパの流れをよくするほか体の働き全般の調整に役立ちます。

「足」から背を伸ばす、健康になる！

距骨は、足の甲側、すねとかかとをつなぎ、足首の〝ベアリング〟のような働きをしています。硬くて丈夫な骨ですが、距骨がずれると、それにつながる骨にもずれが生じ、脚の変形を起こしたり、動作に支障をきたしたりするようになります。

また、距骨は、足と遠く離れた頭蓋骨の蝶形骨（こめかみの位置にある骨）と相互に反応しあうことがわかっています。つまり、距骨の歪みは、顔の歪みや脳の働きにも関わってくるというわけです。

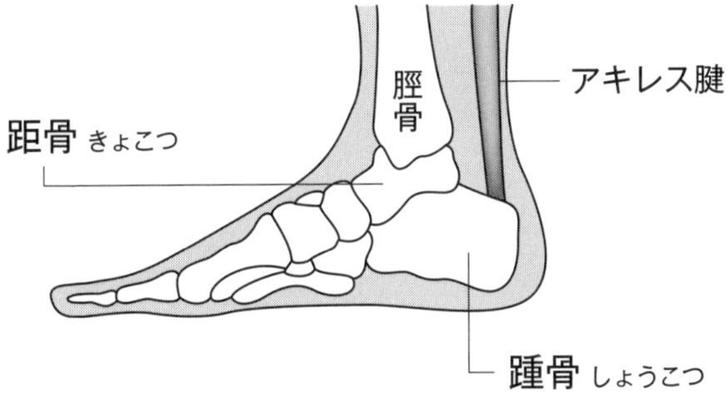

姿勢が悪いと、かかとに重心がかかって、たいていの人は、骨盤が後ろに傾きます。すると、腰の筋肉は、常に緊張した状態になり、反対側の下腹がゆるみます。これは、見た目によくないだけでなく、腰の緊張が下半身全体に及んでさまざまなトラブルを引き起こします。

かかとへの刺激は、こうした下半身の緊張をほぐすのに有効かつ簡単な方法。便秘改善にも効きます。

身長UP その3 足のトントン体操

●床でも、椅子でも、やりやすい姿勢で
●気持ちよく感じる強さで。手の使い方で刺激の加減を調節する

手をにぎって
小指のつけ根あたりでたたく

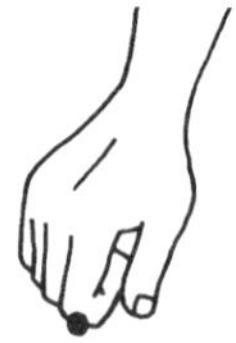
指の関節でたたく

手刀で
小指のつけ根
あたりでたたく

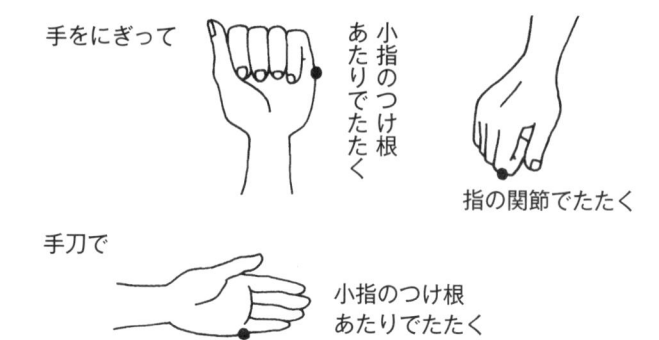

足首トントン　［準備体操］足首をゆっくりとまわす。内側、外側各5回ずつ。
足の甲側、第2・第3指の間の延長線上あたりを中心に、足首をトントンと軽くたたいて刺激する。

片足
30秒

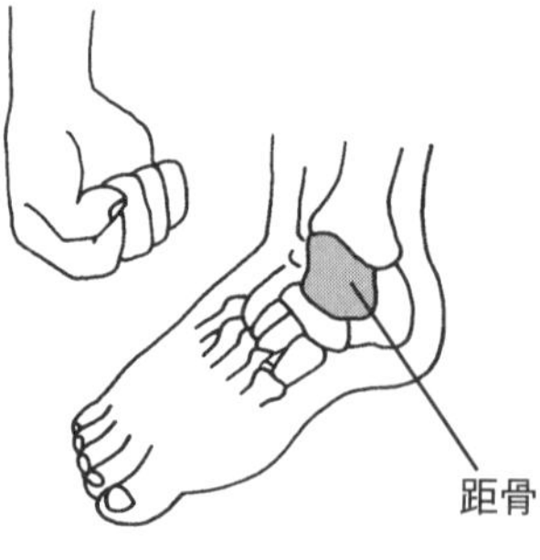
距骨

かかとトントン 足の裏を中心に内側、外側、後ろ側までかかとをまんべんなくトントンとたたいて刺激する。

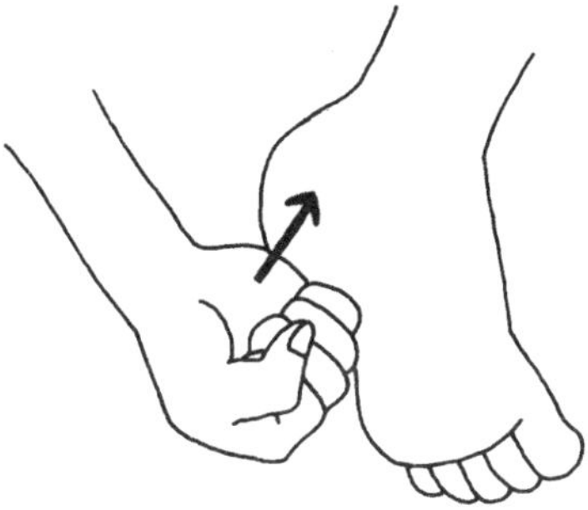

片足
30秒

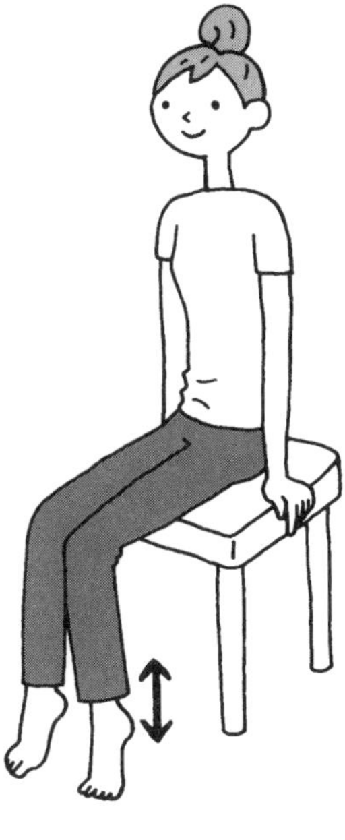

座ったままできるトントン体操
靴やスリッパは脱いで行います。

つま先を支点にして、かかとをリズミカルに上げ下げする。
かかとを軽く床に振り下ろす感じで。

背伸ばししながら読むコラム

「背伸ばし先生」と呼ばれています！

私の治療院には、小さな子どもたちもたくさん来ます。成長痛、運動神経を高めたいといった悩みの中でも、一番多いのが「背を伸ばしたい」という相談です。

姿勢の悪さは、成長期の子どもの発育に深刻な害を及ぼします。今は、体を動かす遊びがすっかり減ってしまい、平均的に子どもの筋力も骨も弱くなっているのです。そして、同じことが、成長が止まった大人にも起こっています。

前かがみや運動不足になりやすい現代のライフスタイルが悪い、といっても生活習慣はそう簡単に変えられません。悪いとわかっていても、無意識のうちについやってしまうのがクセ。悪いクセを無理に治すよりも、よい効果のあることを新しい〝クセ〟にするほうが、結果として生活習慣の改善の近道になるのです。

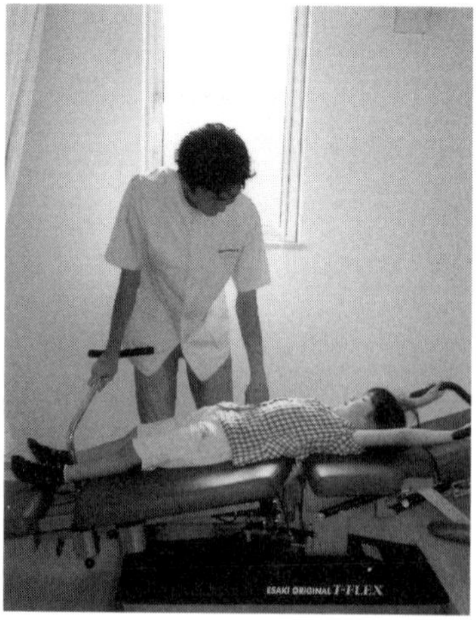

第3章

メタボも産後太りも怖くない「背伸ばし体操」でやせる！

姿勢をよくする
それは、体の奥深くにある
インナーマッスルを鍛えることでもあります。
姿勢を支えるたくさんの筋肉を
日常的に強化していける背伸ばし体操は
誰でも健康的にやせられるダイエット法としても
抜群の効果を発揮します。

ねこ背を治すとやせる、太りにくくなる

ねこ背をそのままにしておくと、どんどん太りやすくなります。楽だからとつい背中を丸めてしまうのは、筋肉が弱っている証拠。よい姿勢を保つには、背骨や骨盤を支える筋肉をしっかり使います。骨格を支えているインナーマッスル、お腹や背中など体幹部の大きな筋肉、お尻や脚の筋肉など、姿勢維持には、たくさんの筋肉の力が必要になるのです。だから、姿勢をよくすると、それだけでやせやすい体になります。

余分な脂肪は、なるべく体につけたくないものですが、実は、脂肪細胞にも「脂肪を蓄える働き」をするものと「脂肪を燃焼する働き」をするものとがあります。この2つは、脂肪組織中に混在していますが、ある部位には、脂肪を燃やす「褐色脂肪細胞」の割合が多くなっています。それが、キャットレッチや姿勢改善を目的とした体操で鍛えられる、首や背中、胸、お腹といった体幹部。姿勢をよくすることは、〝ダイエット細胞〟といわれる褐色脂肪細胞の働きを高めて、余分な脂肪をしっかり燃やして、やせやすい、太りにくい体になるのです。

褐色脂肪細胞の分布と姿勢維持にかかわる骨格・筋肉

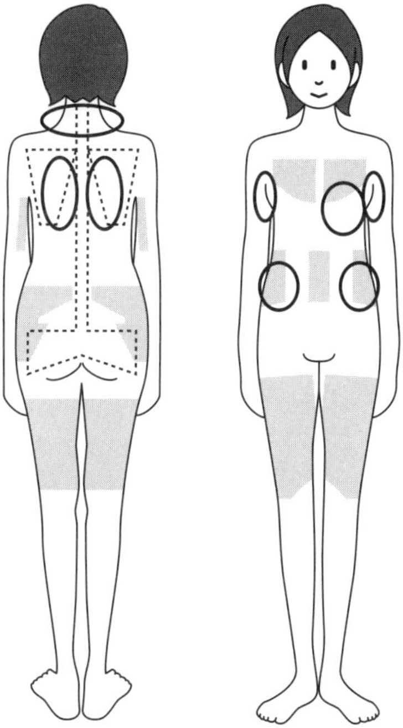

…… の部分＝背骨・肩甲骨・骨盤

▒ の部分＝主な姿勢維持筋

◯ で囲んだ部分＝褐色脂肪細胞が多く存在する部分。首筋、肩甲骨周辺、脇の下、心臓周辺、腎臓周辺

やせる背伸ばし体操

キャットレ棒の上に寝て、腕を大きく動かして、肩甲骨周辺や胸の「褐色脂肪細胞」を刺激して活性化させます。「腕は肩甲骨から始まっている」という意識で行いましょう。

キャットレ棒を使わずに立って行うこともできますが、背中が丸くなると効果もあまり期待できません。正しい姿勢がきちんと取れるようになったらトライしてみましょう。

やせる背伸ばし体操の基本姿勢

キャットレ棒は縦置きにして
「背骨」に当てる

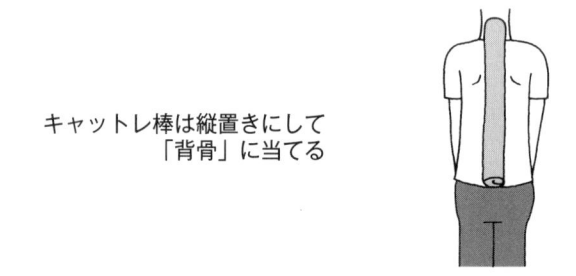

あごを引く
足を腰幅に開いて、
膝を立てる
背骨をのせる

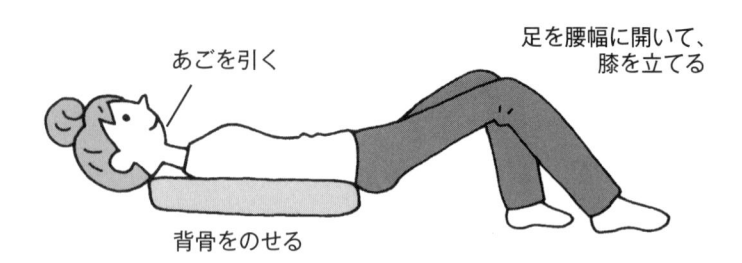

Step 1　胸を大きく広げる

1

手のひらを下に向けて、腕を肩の真上に伸ばす。

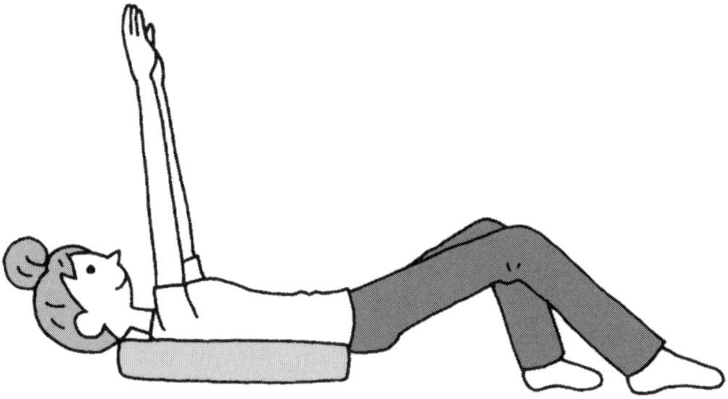

2

息を吐きながら、肘で弧を描くように腕を真横に下ろす。息を吸いながら1に戻る。

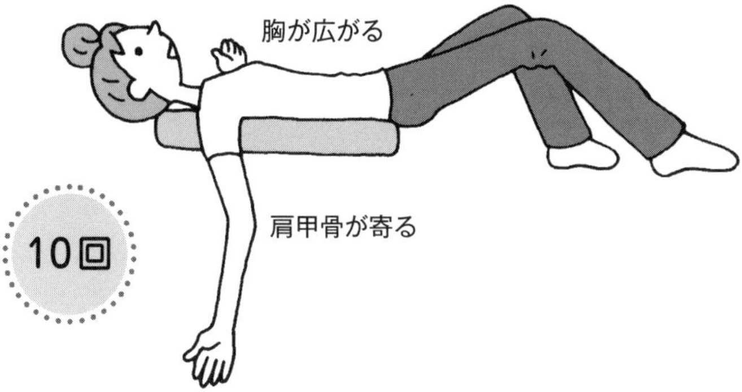

Step 2　肩甲骨を上下に動かす

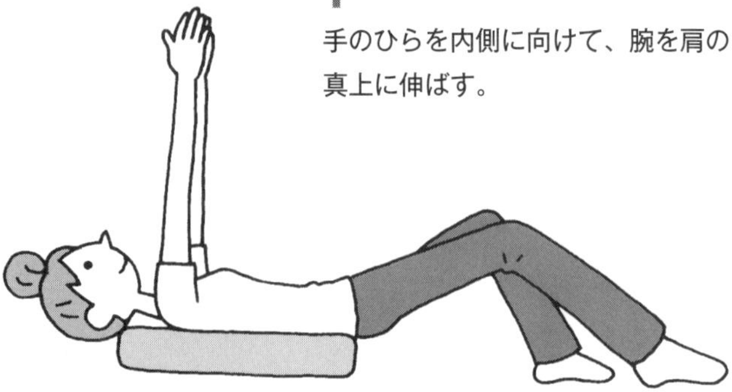

1

手のひらを内側に向けて、腕を肩の真上に伸ばす。

2

息を吐きながら、腕をさらに上に伸ばして、肩甲骨を持ち上げる。息を吸いながら１に戻る。

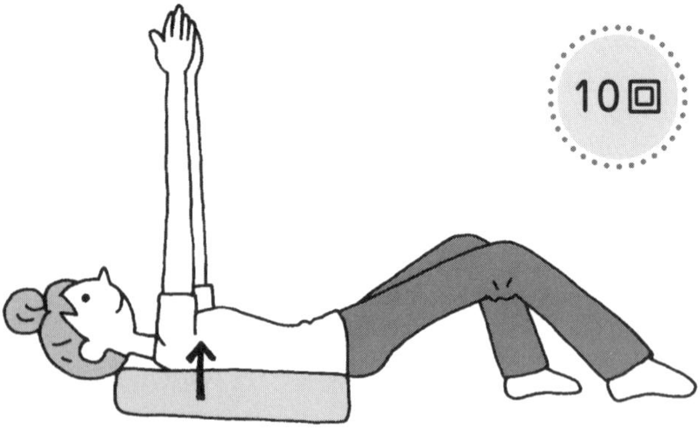

Step 3　肩を後ろに引く

1

手のひらを下に向けて、腕を肩の真上に伸ばし、手首をクロスさせる。

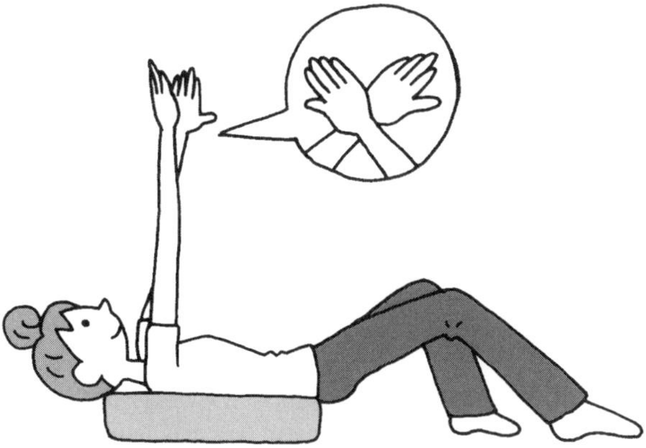

2

息を吐きながら、腕を頭の方向へ倒していく。できるところまで倒したら息を吐ききって、息を吸いながら１に戻る。腕が肩の真上に戻ったら、手首を左右逆に重ね替えてくり返す。

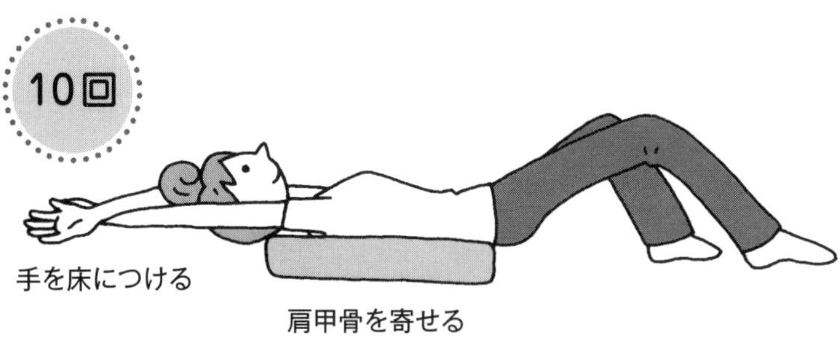

Step 4　肩甲骨ストレッチ

1

顔の前で、手のひらから肘までを
ぴったりと合わせる。

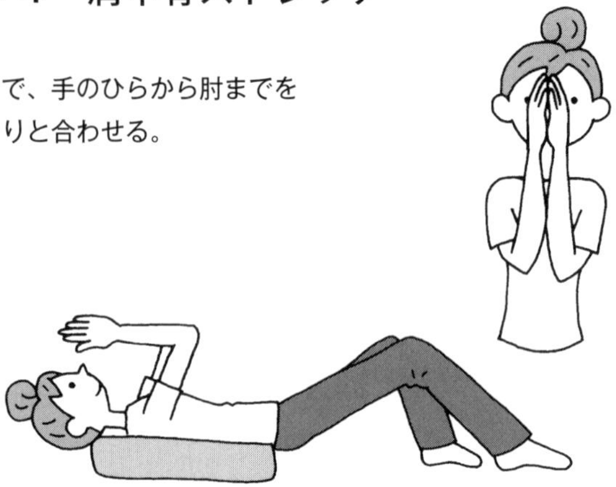

2

息を吐きながら、腕を頭の方向へ体と平行に動かしていく。
肘が離れない程度で行えばOK。できるところまで動かしたら、息を吸いながらゆっくりと戻す。

10回

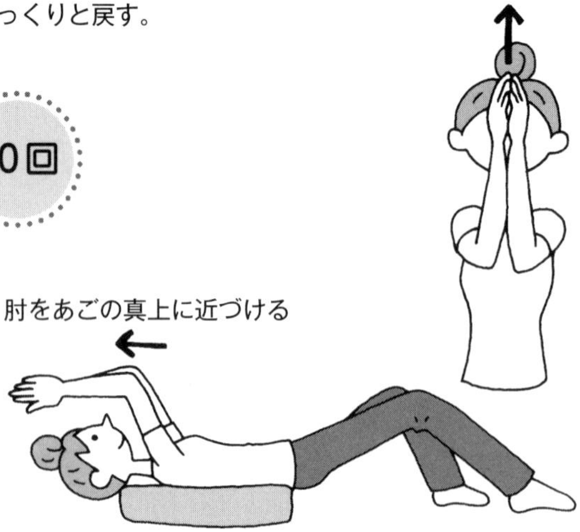

Step 5　肩甲骨を大きく動かす

1

手のひらを下に向けて、体の横に置く。

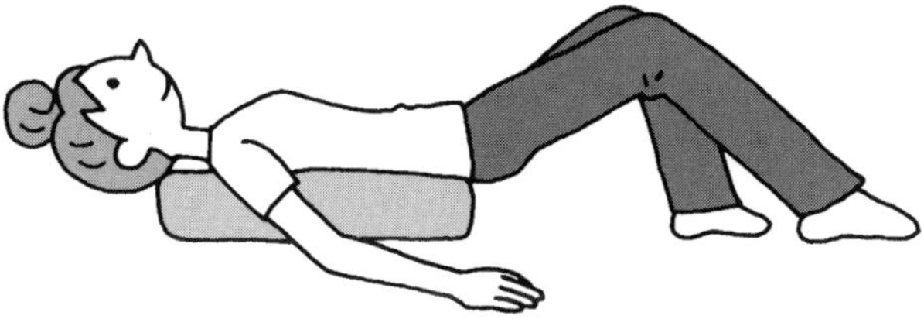

2

息を吐きながら、大きく円を描くように頭上まで腕を動かしていき、手のひらを合わせて息を吐ききる。息を吸いながら、１に戻る。

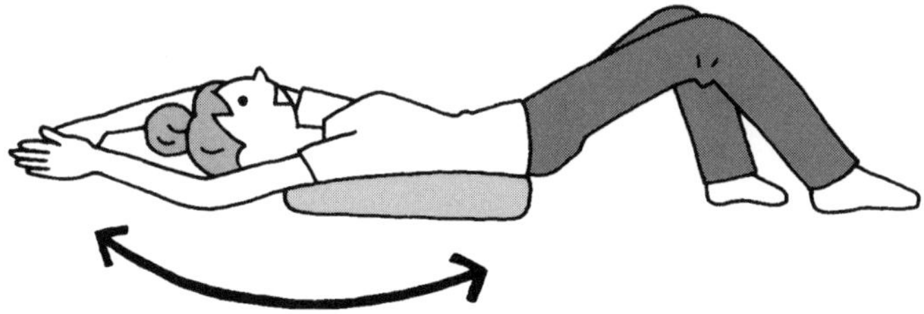

肩の位置までは、
手のひらで床をなでるように動かす

10回

背伸ばし体操部分やせ・お腹

コア腹筋

お腹は、人間の体の中で一番やわらかく、弱い部分です。同じ体幹部でも、胸は肋骨、お尻は骨盤という「骨」が補強し、衝撃から守る〝盾〟にもなっています。ところが、お腹の部分は、これらの骨がなく、唯一の骨組織は腰椎のみ。それは、人間が二足歩行になり、体を曲げる、横に倒す、腰をまわすといったフレキシブルな動作が必要になったからです。

かつて人間の肋骨は、腰まであったといわれています。その証拠に、腰椎には、他の背骨にはない「肋骨突起」という、肋骨の名残りの突起が存在します。

お腹に脂肪がつきやすいのは骨格がないから。しかし、脂肪は、お腹の部分にある内臓を守り、姿勢を支えてはくれません。お腹にあってそれができるのは筋肉だけ。ゆえに、腹筋は意識して強化することが必要なのです。

30秒
静止

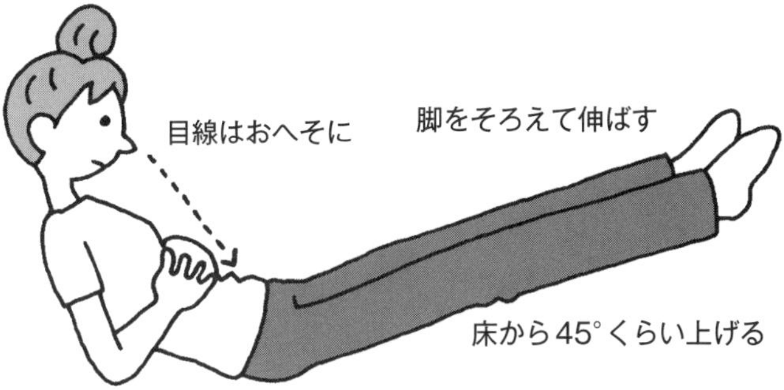

床にあお向けに寝て、手を胸の少し下で重ねる。おへそをのぞきこむように上体を起こす。同時に、脚をそろえて伸ばしたまま、床から45°くらいになるように上げる。

この状態で、ゆっくりと呼吸しながら30秒静止する。

下腹部を中心に鍛えたい場合は、脚を上げる角度を10°～25°程度にして同様に行う。

腰が痛ければ、膝を曲げて行ってもOK。

背伸ばし体操部分やせ・下半身

大腿四頭筋トレーニング

大腿四頭筋は、太ももの前面から膝の上までついている、体の中でも大きな筋肉群の一つです。この筋肉は、収縮力が強く、ジャンプやキック、ダッシュなど下半身を使うあらゆる運動、動作で重要になってきます。

大きな筋肉ですから、ここをしっかり鍛えておけば、日常活動でのエネルギー消費量も増えていきます。また、大腿四頭筋というと「膝のバネ」の役割が大きいのですが、骨盤にもつながっているので、歪みやすい骨盤を支え、正しい姿勢を保つうえでも大切な筋肉です。

なにより人体で一、二を争う大きな筋肉とあって、下半身の引き締めは、この筋肉から鍛えることをおすすめします。

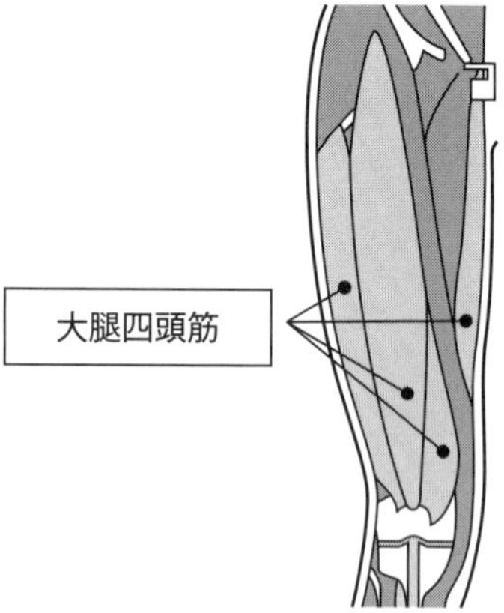

男性はたくましくし、女性はすっきりと引き締めたい太ももの筋肉。とくに膝が弱い人は、大腿四頭筋を鍛えると、膝が安定し、動きがよくなる、痛みがやわらぐなどの効果が得られます。

1

床にうつ伏せになり、片脚の膝を曲げて足首にゴムチューブをひっかけ、両端をしっかりとにぎる。

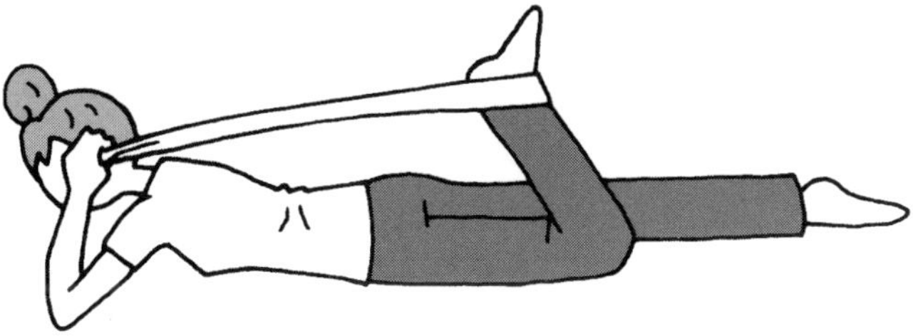

2

息を吐きながら、膝を伸ばしていく。息を吸いながら戻す。片側で10回くり返し、脚を入れ替えて同様に行う。

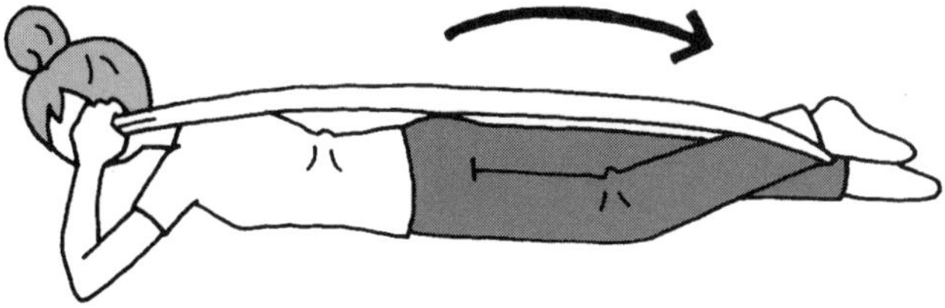

10回
2セット

ゴムチューブがない時は……
椅子に深く腰かけ、片膝を伸ばして30秒静止して、ゆっくりと戻す。呼吸は自然に。片側で連続5回、脚を替えて同様に行う。

背伸ばし体操部分やせ・脚

股関節ストレッチ

人体最大の球関節、股関節は、強靭な靭帯や筋肉に覆われています。体幹と脚を結ぶ大切な場所だけにしっかりガードされていますが、骨盤の歪みや周囲の筋肉の筋力低下に影響を受けやすいところでもあります。下半身の血流が悪くなり、周囲の筋肉が硬くなると、股関節もすぐ硬くなります。大きな関節だけに、硬くなってしまってから柔軟性を取り戻すのは大変です。

股関節が硬くなって、可動域が狭くなると、腰痛や膝痛、歩行にも悪影響をもたらします。また、血流の悪化によって脚のむくみ、代謝低下、体重増加などにつながっていきます。それだけ体に大きな影響を与える股関節を柔軟に保つことは、男女を問わず大変重要なことです。

股関節の柔軟性が、その人の活力と若さのバロメーターといってもよいでしょう。硬くなりやすい関節ですから、まめにストレッチをして、柔軟に保つようにしましょう。

股関節の柔軟性をチェックしましょう

床に座って、体の中心で足の裏を合わせます。背筋を伸ばして、両膝を左右にできるだけ開きます。この姿勢で、A・Bをチェックします。

A　左右の膝の高さ

B　床と膝の間にできる空間

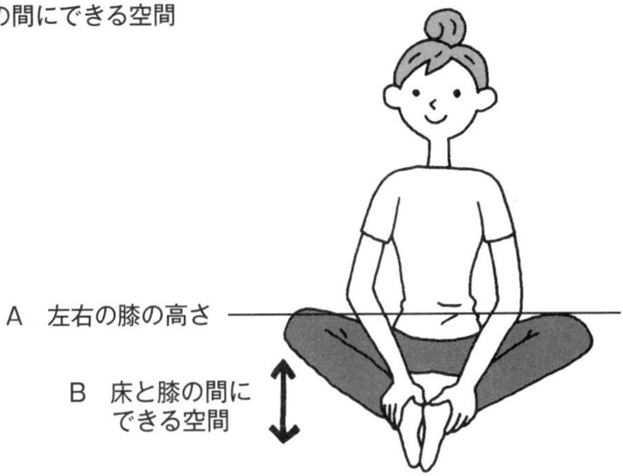

A 柔軟性の左右差

●左右の膝の高さはほぼ同じくらい→問題ありません。

●膝の高さが左右で違う
　→膝が高い側の股関節が硬くなっています。

B 全体的な柔軟性

●膝が床につく、または、手のひらが差し込める程度
　→股関節は柔軟、問題ありません。

●膝と床の間に、こぶし１つ分以上の空間ができる
　→股関節が硬くなっています。

立って股関節ストレッチ

1

足を肩幅より少し広めに開き、腰を落として、両膝を曲げる。膝が直角になるくらいに腰を落としたら、膝の上に手を置き、背筋を伸ばす。

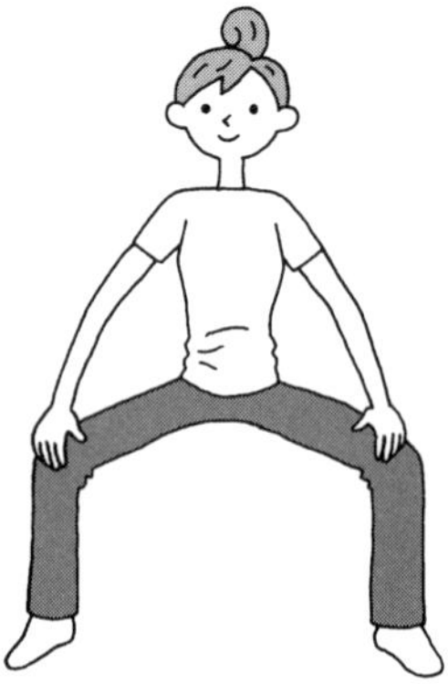

2

片方の肩からグッと体をひねるようにまわす。脚のつけ根がしっかり伸びるのを感じながら10秒静止する。元の姿勢に戻り、反対側も同様に行う。

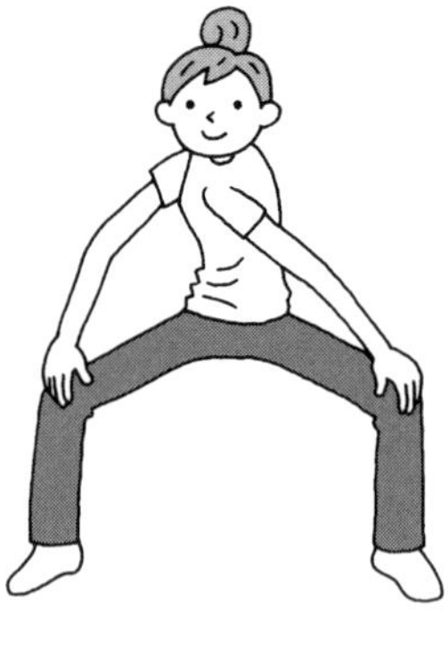

10秒
静止

座って股関節ストレッチ

1

床に座り、足の裏を合わせ、手で軽く押して膝を左右に開く。足先を手で持って、できるだけ体に引き寄せる。

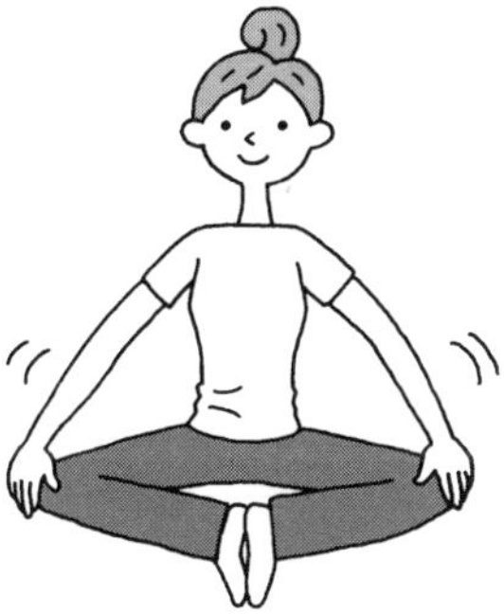

2

息を吐きながら、ゆっくりと上体を前に倒していく。背筋を伸ばしたまま、できるだけ深く上体を倒せる位置で、ゆっくりと呼吸しながら10秒静止する。

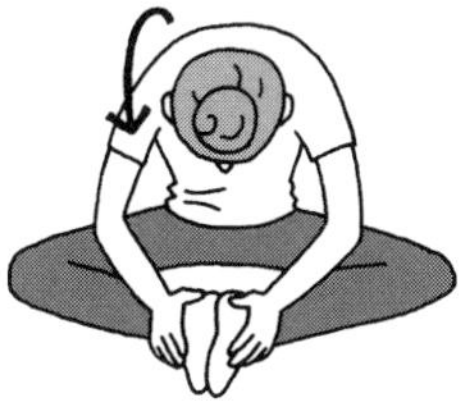
頭ではなく
お腹を床に近づける
股関節が伸びているのを感じて
背中が丸くなるようなら、
足先を少し前に出す

10秒
静止

背伸ばし体操魅力ＵＰ・お尻を形よくする

美尻・小尻をつくるエクササイズ

背骨と骨盤を下からグッと支えるお尻の筋肉もまた正しい姿勢を維持するために欠かせない筋肉です。そして、ねこ背の人、腰痛のある人は、必ずといっていいほどお尻の筋肉が弱くなっています。

大中小と３つに分かれたお尻の筋肉のうちで、一番外側にあるのが大殿筋。その名の通りに大きな筋肉です。大殿筋に限らず、大きな筋肉は力が強く、それだけ他の筋肉や骨格を支えたり、守ったりする役割も大きくなります。大殿筋が弱ってしまうと、それまで支えられていた周囲の筋肉にかかる負担が増えてしまいます。すると、筋肉の弱体化が連鎖的に起こって、腰痛がひどくなる、歩くとすぐ疲れるなどトラブルも続出。１つの筋肉が弱るだけでバランスが崩れ、全身に影響が及ぶのです。

しかし、大殿筋をきっちり鍛えれば、それも一気に好転します。また、大きな筋肉は、トレーニングの効果が出やすく、鍛えやすいというメリットもあります。大殿筋強化にはいろいろな方法がありますが、ここでは、一緒に太ももの後ろ側も鍛えてお尻を形よく整えるトレーニングを紹介します。

左右各
10回
2セット

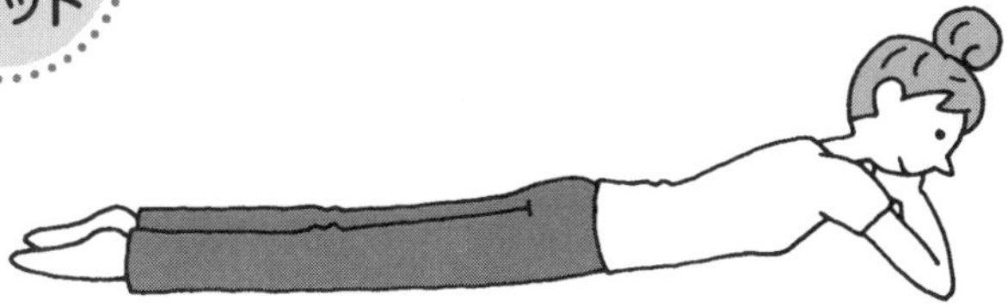

1

うつ伏せに寝て、脚はそろえて伸ばし、両手を重ねた上にあごをのせる。

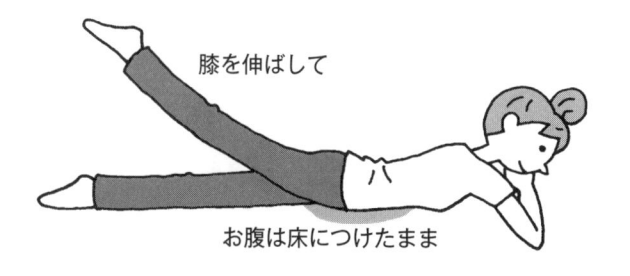

2

息を吐きながら、膝を伸ばしたまま、ゆっくりと片脚をできるだけ高く上げる。息を吸いながらゆっくりと戻す。
左右交互に10回ずつ行う。

背伸ばし体操魅力ＵＰ・脳にも活力
小顔体操

「蝶形骨」は、頭蓋骨の一つで、ちょうどこめかみの部分に位置します。この骨の上には、脳下垂体など脳の中枢部があり、ホルモン分泌、神経の働きに関与しています。そして、蝶形骨は、姿勢とも深い関係にあります。この蝶形骨、下は仙骨とつながり、この2つの骨は、呼吸と連動しています。背骨のどこかで歪みが生じると、全体のバランスが崩れて他の部分にも歪みやずれを起こす、というように相互に影響しあっているのです。実際に、ねこ背の人は骨盤にずれが生じやすく、顔の歪みも多く見られます。

私がおすすめする「小顔体操」は、その蝶形骨を刺激して、顔の歪みやむくみを取り、脳の働きも活発にします。蝶形骨→背骨→仙骨ラインの調整にも有効なので、男性の方もぜひお試しください。

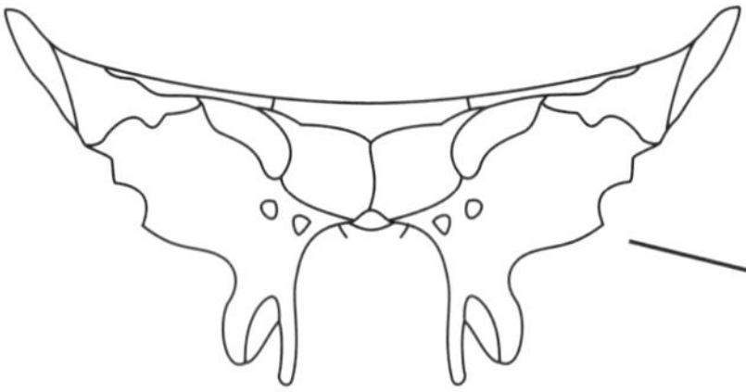

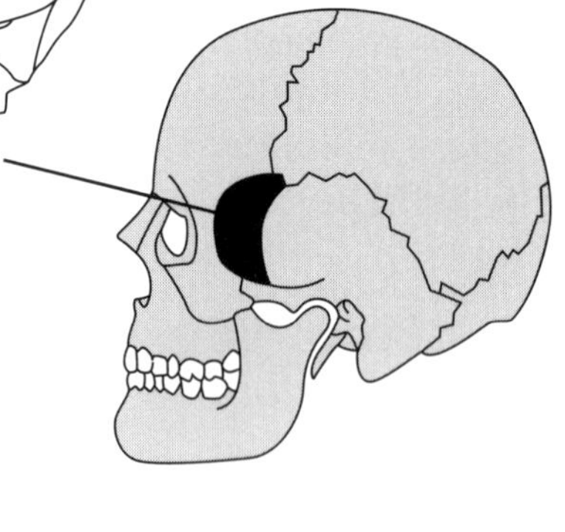

正面から見ると羽を広げた蝶のような形をしている「蝶形骨」。とてもデリケートな骨なので強く押し揉むような刺激は厳禁。

ゆっくりと30回

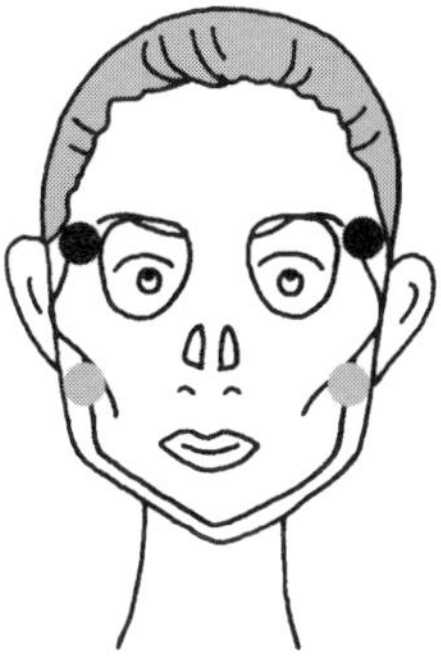
眼球に触れ
ないように！

片方の手のひらで額を覆うようにして、こめかみに親指と小指を当てる。もう一方の手は、下のイラストのように頬骨の下に当てる。

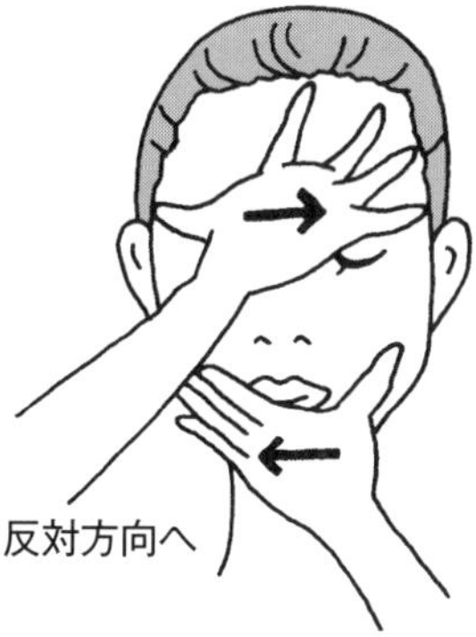
指先には力を
入れない
手のひらで軽くスラ
イドさせる感じで、
やさしく動かす
頬骨を額と反対方向へ

上の手と下の手が逆方向になるように、左右に動かす。力を入れずに、やさしく、ゆっくりとくり返す。

背伸ばし体操魅力UP・目元すっきり

にゃんこ体操

「上がり目　下がり目　ぐるりとまわって　にゃんこの目」

目は、その人の第一印象を左右する大切なポイントです。腫れぼったい目をパッチリさせたい、まぶたのたるみや小じわなど女性に多い美容上の悩みだけでなく、長時間のテレビ、ゲームやパソコンの使用などによる目のトラブルを訴える人が増えています。

そこで、老若男女を問わず、誰でもできる楽しい目の健康法を紹介しましょう。それは、皆さんが子どもの頃に一度はやったことがある「上がり目、下がり目……」という歌遊びです。こめかみを指で軽く動かすことは、128〜129ページの［小顔体操］と同様に、とても効果的な蝶形骨の調整法です。また、こうした歌に顔の動きをつけた遊びは、心身のストレス解消や表情筋のトレーニングとしてもよい方法です。子どもの頃に戻って、歌いながら行ってみましょう。

好きな時に何回でも

上がり目

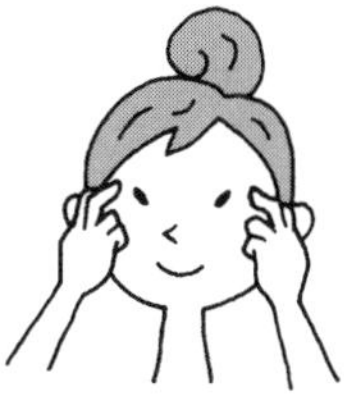

中指をこめかみに当て、軽く上に押し上げる。

下がり目

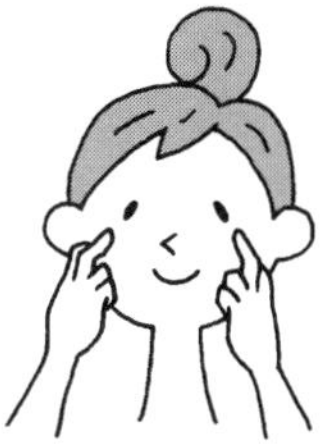

指を真っ直ぐ下ろして、目尻を下げる。

ぐるりとまわって

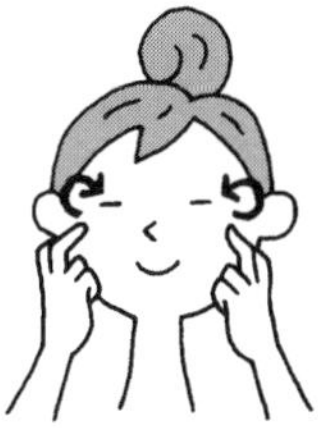

小さな円を描きながら軽く動かす。

にゃんこの目

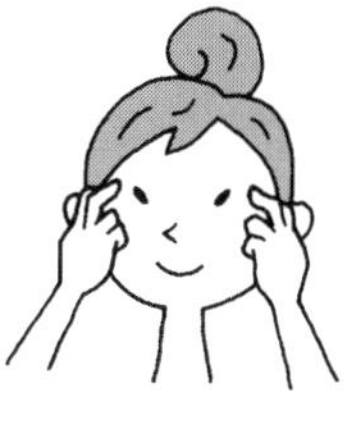

目尻を上げて３秒静止。

背伸ばし体操魅力ＵＰ・表情＆髪イキイキ

頭皮ストレッチ

体には、心身のストレスの影響があらわれやすい場所がいくつかあります。背骨、胃腸、肺、皮膚。そして、脳に一番近い頭皮は、皮膚の中で最もストレスを受けやすい場所です。まず、他の部位と違って、頭皮の下には筋肉がないので老廃物が溜まりやすい。ストレスによって血流が悪くなると栄養が十分に届かなくなり、細胞の角化がすすみます。つまり硬くなってしまうのです。

体は１枚の皮膚で覆われています。頭皮が硬くなると発毛、髪の成長が不順になる、髪がぱさつくといった頭の部分のトラブルにとどまらず、顔のたるみや頭痛、肩こりなど血行障害からくるさまざまな症状が出やすくなります。

でも、硬い頭皮をやわらかくするのは難しいことではありません。頭皮を揉みほぐして、血行をよくすればいいのです。頭蓋骨はいくつもの板状の骨で形成されており、骨と骨のつなぎ目を縫合線といいます。頭皮ストレッチは、この縫合線に沿って行うとより効果的です。指先を使って、気持ちよいと感じる強さで刺激するだけで、頭皮の血流がよくなり、細胞も活性化。ストレス性の頭痛や眼精疲労、首や肩まわりのこりまでやわらいできます。

1分
1日2回
以上

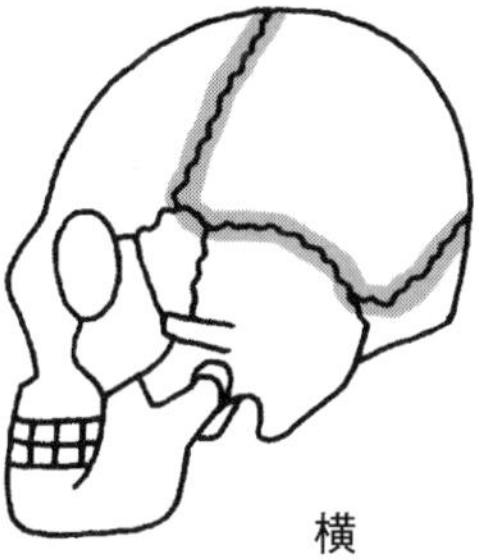

後ろ

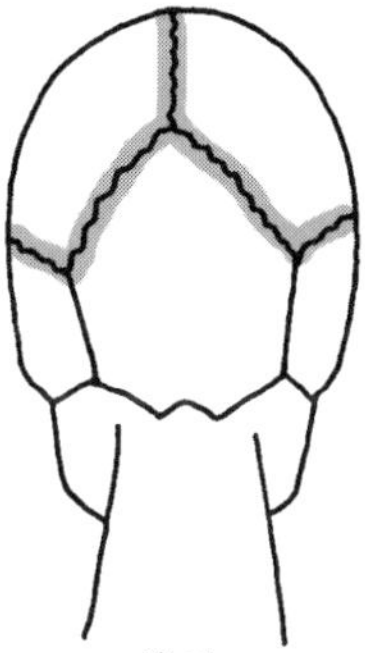

横

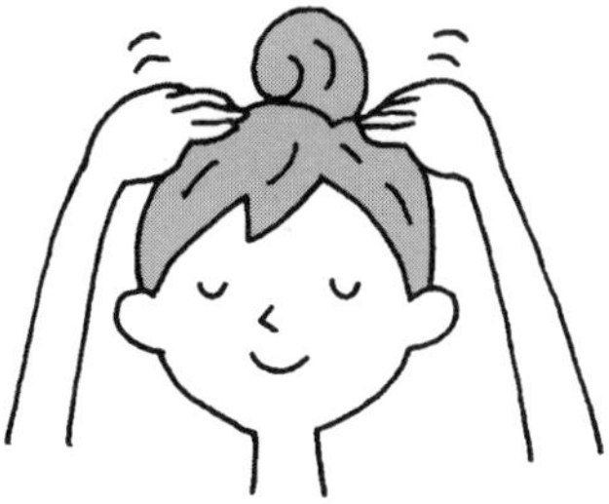

骨の間に軽く指を押し込むようなイメージで

イラストを参考に、縫合線に沿って刺激していく。頭皮が清潔で、血行がよくなっているシャンプー後に行うと効果的。また、イライラした時や疲れた時、リフレッシュしたい時など、1日何度でも、いつ行ってもOK。

背伸ばししながら読むコラム

きれいのキーワードは「骨格」です

最近は、エステティックサロンと同じ感覚で整体治療院を利用する女性が増えていますが、実は「美」と「骨格」には深いつながりがあります。例えば、話題の「骨盤ダイエット」。骨盤を支える大腰筋が加齢で萎縮することに男女の違いはありませんが、女性は、骨盤の形、筋力の関係で、男性に比べて若いうちから歪みが生じやすいのです。

とくに、出産後は、骨盤がゆるんだ状態がしばらく続くのでずれも生じやすくなります。しかし、骨盤の「ゆるみ＋歪み」は、多少時間がかかるというだけで、正しい位置に戻せます。そして「骨盤ダイエット」は、私が長年やってきた骨盤矯正と原理は変わりません。骨盤の歪みは基本だけでも12パターン。一人ずつ歪みのパターンは違うのです。どの部分がどう歪んでいるのか、背骨や股関節にも影響が及んでいないか、「骨格」からアプローチすることで、太る原因を根本から排除して、健康的にダイエットできるのです。

第4章

正しい姿勢を維持する 背骨を支える［背伸ばし筋トレ］

ねこ背治しの仕上げは筋力トレーニング。
ちょっと面倒くさい……
そんな声が聞こえてきそうです。
生活習慣を一気に変えよう、毎日必ずトレーニングしよう、
そんなふうに考えないで肩の力を抜きましょう。
正しい姿勢を保つ筋肉は、なにかの〝ついで〟に少し体を動かすだけで、しっかり強化していけます。

背骨を安定させる筋肉を鍛えましょう

第2章でも触れましたが、背骨は、1本の骨ではなく、小さな骨が積み木のように重なってできています。それらの骨は上から下にいくにしたがって大きく、強くできていて、負荷がかかりやすい腰椎の大きさは頸椎のおよそ3倍もあります。さらに、S字カーブを作って、体重と重力を分散させているのです。

そして、こうした背骨の構造を安定させ、私たちが何かの動作をする時に骨格を動かすサポートをしているのが「筋肉」です。姿勢が悪いと、ある部分だけ硬くなる、左右で筋力がアンバランスになるなど筋肉にも「クセ」がつきます。また、筋力が弱ると姿勢も悪くなってしまうのです。せっかくねこ背を治しても、筋力が弱いためにまた逆戻り。そんなことにならないように、ねこ背治しの総仕上げに、そして、よい姿勢をこれからも保っていくために筋肉をしっかり鍛えておきましょう。

小さな骨が連なって１本の柱＝背骨になる

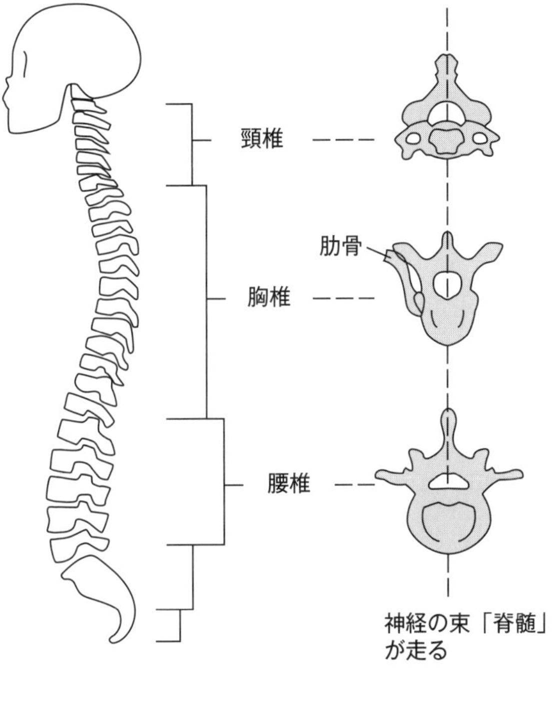

頸椎、胸椎、腰椎の合計24個の骨の総称が「脊柱」＝背骨。骨盤と一体化している仙骨（仙椎５個)、尾骨（尾椎３～６個)、さらに肋骨も含めて「脊柱」とする説もあります。

上半身と下半身をつなぐ筋肉を鍛える

体を動かしている神経は、背骨の中を通っています。背骨を支える筋肉を鍛えて、正しい姿勢を維持できれば、心身をよい状態に保てる。このことをよく知っているのがスポーツ選手です。

サッカー、水泳、ゴルフ……あらゆるジャンルのスポーツ選手が、ケガや故障がない時でも、背骨の調整を目的に整体治療院を訪れます。神経の伝達をスムーズにすることで、反射神経やバランス感覚が向上し、トレーニングで鍛えた筋肉の働きも最大限に発揮されて、競技パフォーマンスが一段と向上するのです。

私たちも心がけ次第で、ふだんの生活でスポーツ選手のように「背骨の調整」をしていくことができます。一つは、よい姿勢を意識すること。そして、もう一つは、背骨を支える筋肉の強化です。筋トレといっても、筋肉がムキッと盛り上がるほどやる必要はありません。簡単な動きで、筋肉を刺激する程度で十分です。まずは、背骨を上下から支える2つの筋肉を鍛えるトレーニングを紹介します。

鍛えるのはこの筋肉です

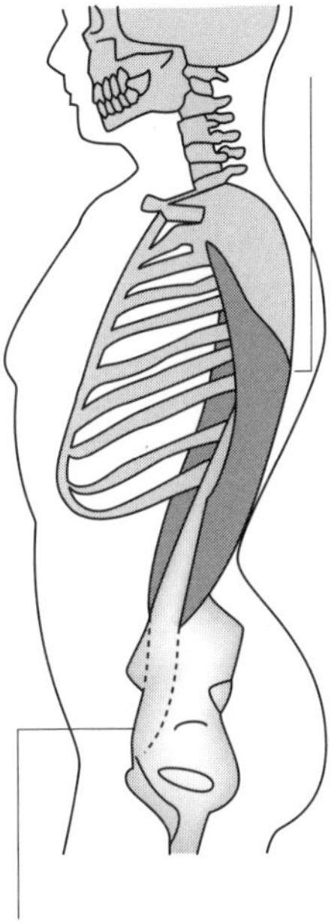

広背筋　こうはいきん

肩甲骨下端の少し上に位置する胸椎6番と上腕骨、骨盤を結ぶ逆三角形をなして、背中の表層を広く覆う筋肉。腕を内側、後方に引く動作で働く。

　背骨から伸びて、上は腕のつけ根、下は脚のつけ根に達する、縦方向で背骨を支える大切な筋肉です。

大腰筋　だいようきん

腰椎から骨盤と股関節の前面を通り、大腿骨の内側まで続く、姿勢の維持に非常に重要な筋肉。太ももを持ち上げる動作や骨盤の前傾時に働く。

背中と腰をつなぐ［広背筋］

広背筋は、よい姿勢を保つうえで実に大切な筋肉です。「姿勢がいい」といわれる人は、胸が張っているように見えませんか？　それは、胸の筋肉の力だけでなく、広背筋をしっかりと使っているからです。

広背筋がゆるみ、筋力が低下すると、肩甲骨と肩が前方の内側に入り込んで、背中が後方に押し出されます。すると、首が前に突き出て……つまり首ねこ背の姿勢です。

広背筋は、スポーツでの動作においても大いに働いている筋肉です。とくにゴルフのスイングでは、テイクバックの絞り、ショットの振りぬきを行う重要な筋肉。最近どうも調子が悪いと感じているゴルファーの方は、広背筋をうまく使えていないのかもしれません。

広背筋は、日常的な動作ではあまり使わないため、意識して鍛えないと弱くなりやすい筋肉です。しかし、大きな筋肉は鍛えやすく、すぐに変化が実感できるので、筋トレのスタート時に鍛える部位として適しています。

肩と骨盤の間で背骨を支える！

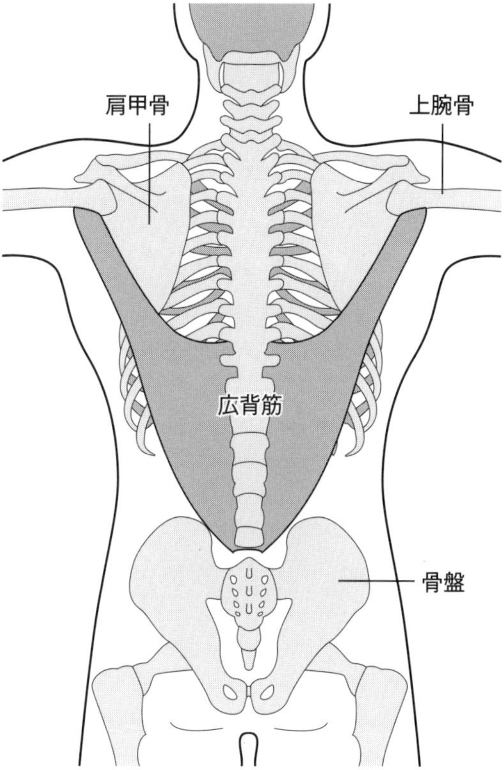

背骨を支える筋力テスト

広背筋が硬くなっていませんか？

床の上にあお向けに寝て、「バンザイ」をするように両腕を頭上に伸ばします。

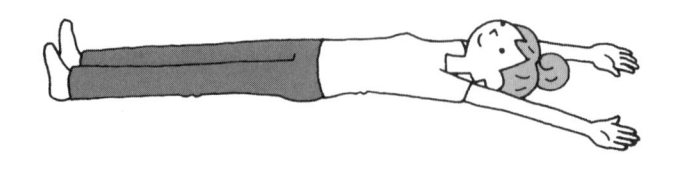

A　床に手が楽につく
B　なんとか手が床につくが、途中で肩に痛みや違和感を感じる
C　手が床から浮いてしまう、または「バンザイ」ができない

Aだった人→問題ありません。
B、Cだった人→広背筋が硬くなり、筋力が弱っている可能性があります。トレーニングは無理のない範囲で行い、少しずつ広背筋を鍛えていきましょう。とくに、Cの人は、トレーニング前にキャットレッチや肩をまわすなどして肩まわりの筋肉をほぐすようにしてください。

広背筋の強化トレーニング

1

ゴムチューブ（またはセラバンド）を柱に括りつけるなどして固定（※）する。片手でチューブの端を持ち、その手を腰の後ろ側にまわす。もう一方の腕は、体側に沿わせる。
※チューブを引っ張っても柱に支障がないことを事前に確認のこと。

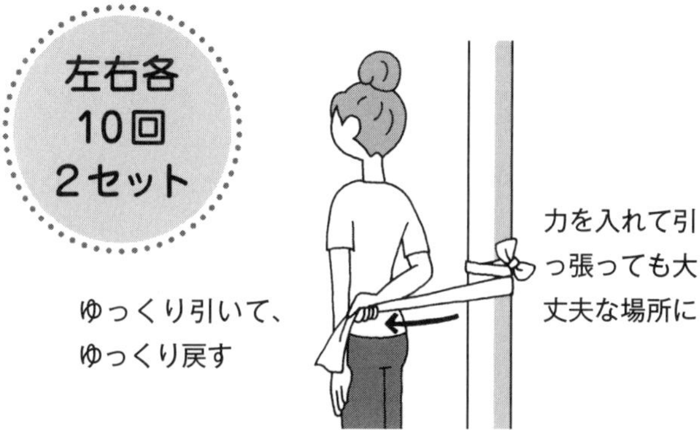
左右各
10回
2セット
ゆっくり引いて、
ゆっくり戻す
力を入れて引っ張っても大丈夫な場所に

2

息を吐きながら、片手でチューブを反対側の手の方向へ真横に引く。息を吸いながら戻す。引く、戻すともに、極力ゆっくりと行うこと。とくに、戻す時は、チューブに引っ張られないように、ゆっくりと少しずつチューブをゆるめるように意識すると効果的。

片側10回連続して行い、チューブを持ち替えて同様に。左右でやりにくい側がある場合は、やりやすい側から始める。

ゴムチューブがない場合は……「背中ねこ背に効くストレッチ＆体操」で紹介した「広背筋トレーニング」（P.61）を行ってください。

背骨と下半身をつなぐ［大腰筋］

体の中心を支え、骨盤や下腹部の内臓を引き上げ、ギックリ腰の原因にもなるのが大腰筋。背骨と脚をつなぐ唯一の筋肉です。

この筋肉が衰えると、骨盤が歪んでしまったり、姿勢が悪くなったりします。そうなると、腹筋や背筋も弱くなり、お腹まわりがたるむ、内臓が下垂して下腹が出る、さらには自律神経が不調になってイライラしやすくなったり、太りやすくなってしまうことも……。体の深部にある大腰筋は、表層についている広背筋のように触って筋肉の状態を確認できません。また、加齢とともに弱りやすい筋肉ですから、日頃からこまめに鍛えることが大切です。

弱くなるとデメリットが多い分、しっかり鍛えればメリットが大きいのが大腰筋。腰痛や股関節痛の防止、呼吸に関わる横隔膜とも関連しているのでぜんそくの症状緩和にも役立ちます。そして、大腰筋の強化＝骨盤ダイエットともいえるので、お腹まわりのたるみや下腹ポッコリを引き締めて、ウエストにくびれを作ります。

背骨、骨盤、股関節までガード

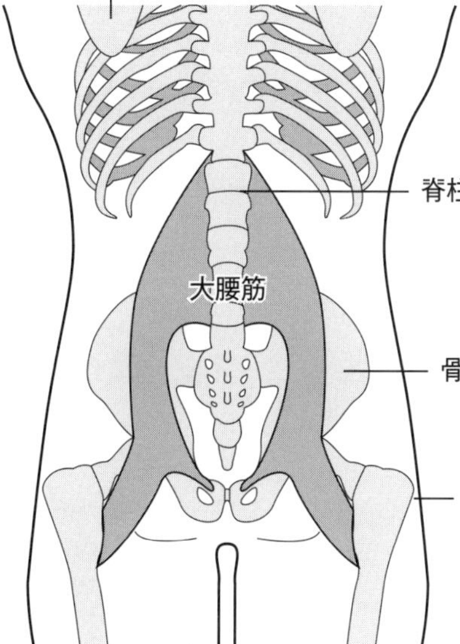

トレーニング前にチェック！

大腰筋が緊張していませんか？

両腕を真横から同時に上げて、頭上で手のひらを合わせます。

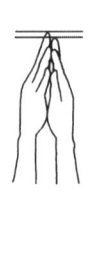

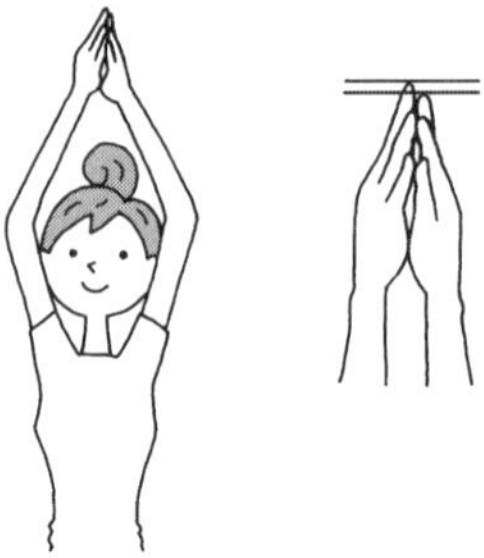

左右の指先がそろっている→問題ありません。
左右の指先がふぞろい→短いほう（上の写真の場合は左側）の大腰筋が緊張しています。トレーニング前に、下のストレッチを行いましょう。

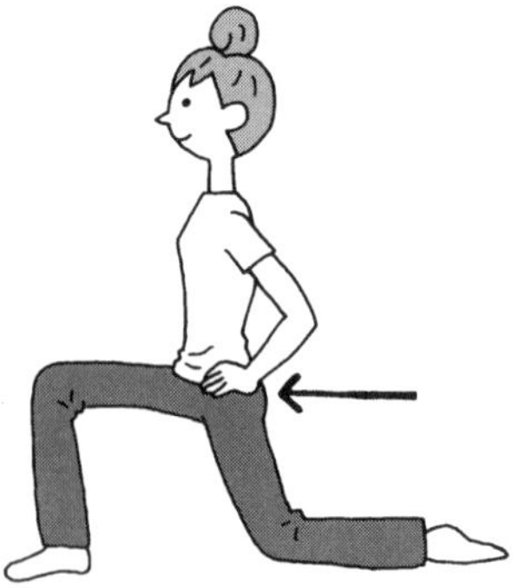

緊張している側の足を後ろに引き、床に膝をつく。前側の脚は膝を直角に曲げ、上体を起こして、骨盤（腰骨）に両手を当てる。
この姿勢で、後ろ足側の骨盤を前に押して、上体を真っ直ぐに保ってゆっくりと前に傾ける。

大腰筋の強化トレーニング

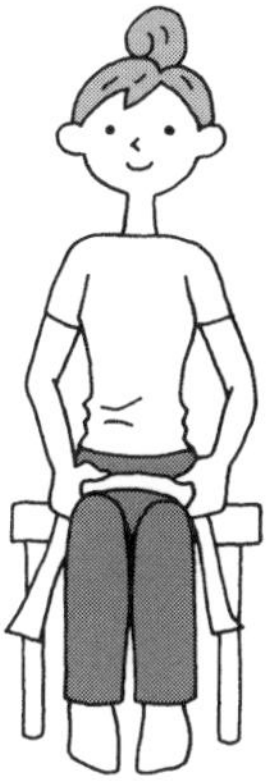

1

椅子に深く腰かけて、姿勢を正す。ゴムチューブ（またはセラバンド）を片膝に当て、両端をしっかりと持つ。

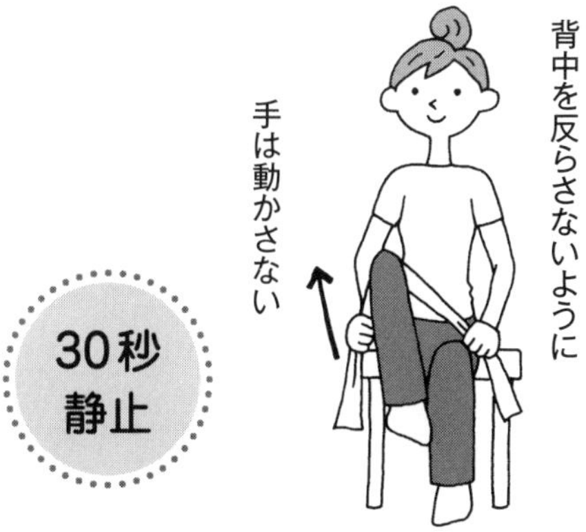
背中を反らさないように
手は動かさない
30秒
静止

2

息を吐きながら、膝の角度を保ったまま脚を斜め外側に上げる。股関節から脚を胸に近づけるつもりで、もうこれ以上は上がらないという位置で、自然に呼吸しながら30秒静止する。反対側でも同様に。

ゴムチューブがない場合は、代わりにタオルを使うか、膝を手で押しながら行いましょう。

背骨を前後から支える骨格筋を鍛える

背骨を前から支える筋肉で主軸となるのが、お腹の部分のコア（体幹）腹筋群です。外側が腹部前面を覆う腹直筋、その下に脇腹を斜めに走る腹斜筋、その下側にお腹の深部を〝コルセット〟のように取り囲んでいる腹横筋があります。一般に「腹筋を鍛える」というと、一番外側についている腹直筋のトレーニングを指しますが、姿勢維持の点から考えると鍛えるべきは、なんといっても腹横筋。肋骨のように〝かご状〟の骨格がない腹部では、腹横筋の強化で腹圧を高めることが、姿勢を安定させるのです。

そして、お腹と背中は表裏一体、どちらが弱くても姿勢が崩れます。背部筋群もバランスよく鍛えたいのですが、トレーニングは継続させることが大事。キャットストレッチのように簡単な方法で、部位を絞ったほうが続けやすくなります。背部筋群の中でも、背骨の両側を走る脊柱起立筋は、背骨を安定させるためにあるような筋肉ですから、日頃から姿勢を意識するだけでもよいトレーニングになります。

この筋肉を鍛えます［腹横筋］［脊柱起立筋］

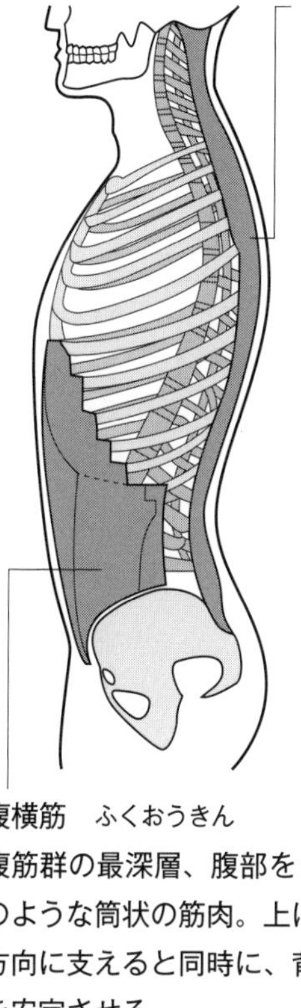

脊柱起立筋　せきちゅうきりつきん

背骨（脊柱）に沿って縦に伸びる腸肋筋、最長筋、棘筋の３つの筋肉の総称で「脊柱起立筋群」ともいう。上は後頭部、下は骨盤に達し、僧帽筋や広背筋の深部に位置するインナーマッスル。

ともに体の深部に位置するインナーマッスル。骨格の維持に働くので、強化には、姿勢を一定に保って静止する体操が効果的。

腹横筋　ふくおうきん

腹筋群の最深層、腹部をぐるっと取り囲む「コルセット」のような筒状の筋肉。上は横隔膜、下は骨盤まで腹部を縦方向に支えると同時に、背部筋群と対をなして体幹、背骨を安定させる。

背骨をぐるりと支える［腹横筋］

骨格のない腹部にあって〝骨〟代わりをしているのが腹横筋です。この筋肉が弱ると、縦方向に支える力が低下してお腹がたるみます。そうなると内臓が下垂して、下腹ポッコリや便秘を招き、背骨にかかる負担も大きくなるため腰痛を引き起こすことも。

腹横筋の強化は、姿勢の維持やお腹まわりをすっきりと整えることに加えて、もう一つ健康面に大きなメリットがあるのです。それは、自然と呼吸が深くなること。体に酸素を多く取り込むことで、脂肪分解に働くリパーゼという酵素が活性化します。要するにやせやすい、太りにくい体になるわけです。

骨格筋である腹横筋は、お腹を伸ばす、腰をひねるといった姿勢を維持することで鍛えられます。お腹から体側を斜めに走る内・外腹斜筋も一緒に強化できるので、腰まわりが引き締まり、男性は逆三角形のたくましい体型になり、女性にとってはウエストに〝くびれ〟を作る効果的な美容体操になるでしょう。

お腹の深部をぐるりと囲んで支える筋肉

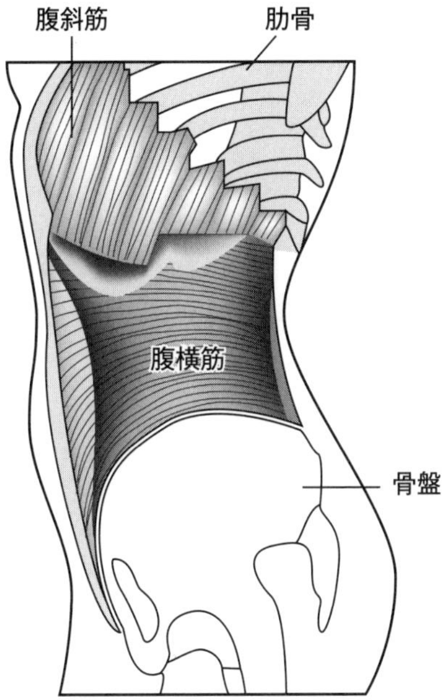

お休み前の習慣に！
お腹の背伸ばし筋トレ

腹横筋などの骨格筋は、姿勢を支えるためにほぼ24時間働いています。一日の終わりに筋肉の疲れを取ることも、大事なトレーニングの一つ。ベッドや布団の上でできるストレッチ＆筋トレでお腹をしっかりと鍛えましょう。

お腹のストレッチ

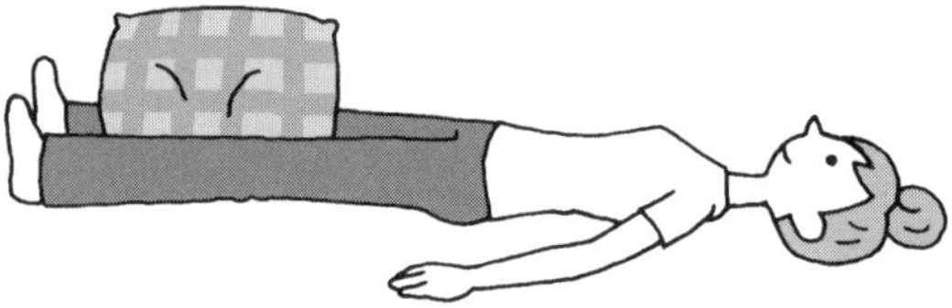

あお向けに寝て、体側にこぶし１つ分の空間ができるくらいに腕を広げる。脚はそろえて伸ばし、膝の間に枕を挟む。

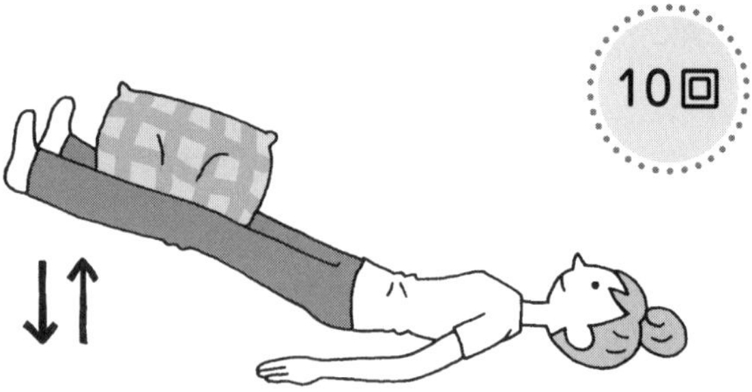

腰が浮かない程度の高さでOK

そのまま脚を上下させる。深呼吸しながら10回行う。

ツイスト体操

30秒

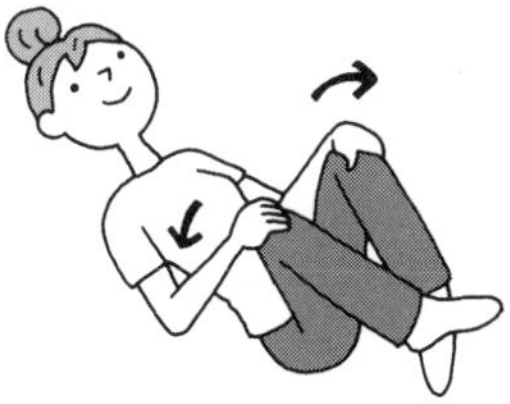

あお向けに寝て、膝を曲げて、手を当てる。足首を交差させ、お腹が少し緊張する程度に足を床から浮かせて、膝を左右に振る。ゆっくりと呼吸しながら30秒くり返す。

サイドコア

30秒
静止

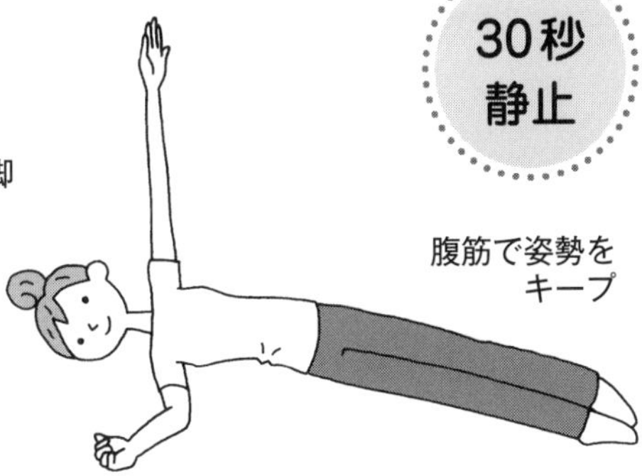
頭→胴体→脚
を一直線に
腹筋で姿勢を
キープ

横向きに寝て、下側の腕を曲げて体を支えて腰を床から浮かせ、上になった腕は、真上に伸ばす。頭の先から足まで一直線にして、ゆっくりと呼吸しながら30秒静止。向きを替えて反対側でも同様に行う。

背骨を両側から支える［脊柱起立筋群］

後頭骨から骨盤まで背中を縦に走る脊柱起立筋は、腸肋筋、最長筋、棘筋という３つの筋肉からなっています。その名が示すように背骨を支える働きをする「姿勢を作る筋肉」です。同じ背中の筋肉でも、広背筋や僧帽筋のように鍛えるとムキッとたくましく見えることはありませんが、この筋肉の衰えは、運動能力の低下、腰痛の一因となります。

背骨を直接支えているので、腹筋以上によく働く筋肉といえるでしょう。それだけに疲れがたまると回復に時間がかかります。強化するにも、負荷をかけて行うトレーニングは、あまり効果がなく、かえって疲労させてしまう心配も。筋肉をほぐし、同時に背骨の動きを柔軟にするストレッチや自分の体重を負荷にして動作をくり返す軽い体操が向いています。

そして、背部と腹部の筋肉とは互いに引っ張り合い、助け合う関係です。腹部と一緒にバランスよく鍛えて、正しい姿勢を保つ筋肉を育てていきましょう。

後頭骨から骨盤まで背骨をしっかり支える

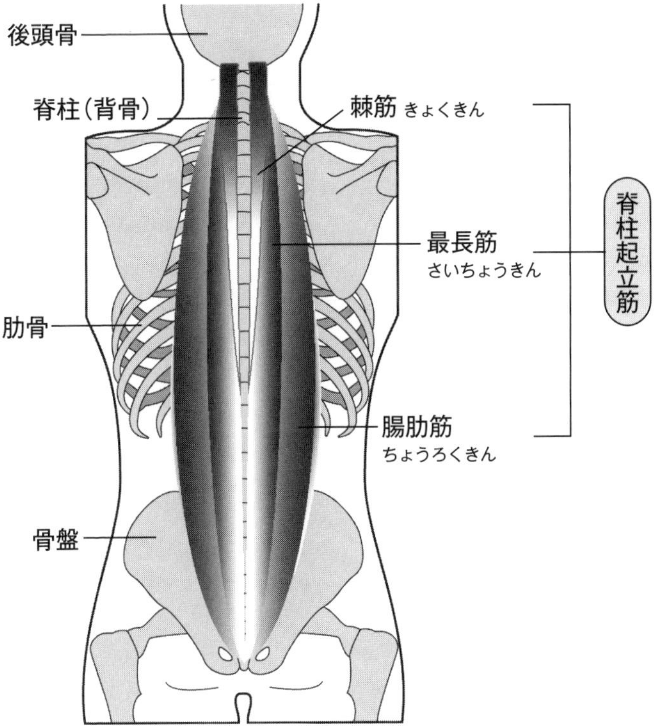
後頭骨
脊柱（背骨）
棘筋 きょくきん
最長筋
さいちょうきん
肋骨
腸肋筋
ちょうろくきん
骨盤
脊柱起立筋

お休み前の習慣に！ **背中の背伸ばし筋トレ**

背中のストレッチ

10回

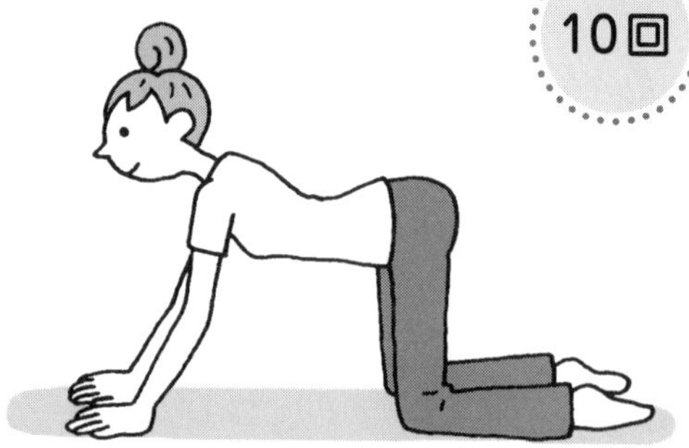

床に両手、両膝をついて、背中と床を平行にする。息を吸いながら、胸を前に押し出すような感じで背中を反らせる。

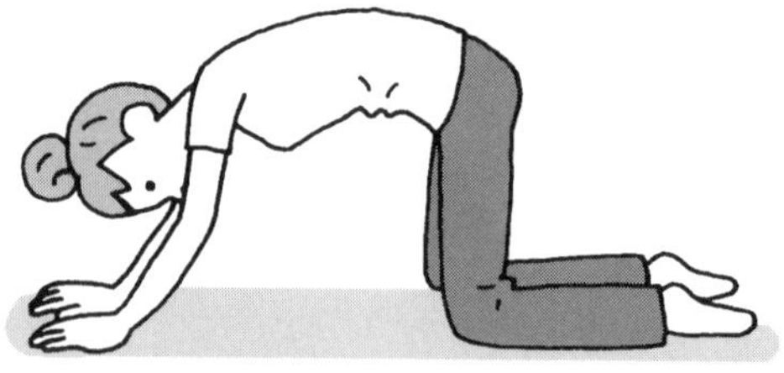

息を吐きながら、頭を腕の間に入れるような感じで背中を丸める。以上を、ゆるやかな動きで10回くり返す。

上体反らし

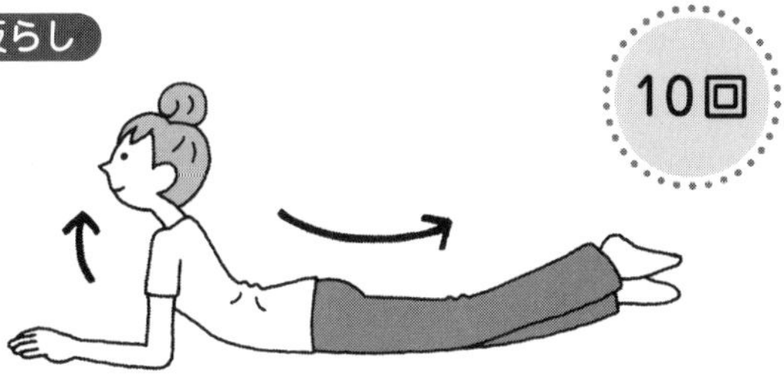

うつ伏せに寝て、肘から手の先で支えて、顔を正面に向けて上体を起こす。足を床から浮かせて10秒静止。ゆっくりと上体と足を戻す。10回行う。

ショルダーブリッジ

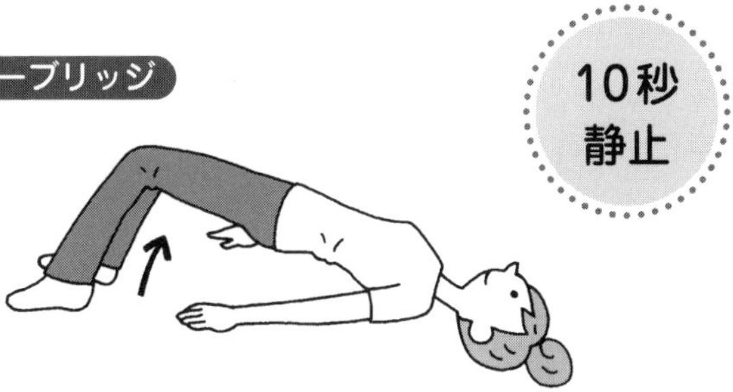

あお向けに寝て、足を肩幅に開いて両膝を立てる。腕は、手のひらを下に向けて、体側に広げ、背中、腰の順にゆっくりと床から浮かせてお尻を持ち上げ、深呼吸しながら10秒静止する。

最後にもう一度背伸ばしストレッチをしましょう。
ありがとうございました。

おわりに

ここ数年、食を通して心身の健康を育む「食育」が注目されていますが、私は、食育と同じくらい「姿勢育」の重要性を感じています。

三年前から、全国の高校を中心に「姿勢と健康」の講演をしてきました。私の講演を聞く生徒たちの姿勢はさまざまです。背中を丸めたり、脚を投げ出したりしている生徒も少なくありません。しかし、そんな生徒たちも、「正しい姿勢の実技」をすると様子が一転します。講演が終わる頃には、みんな、すっと背筋を伸ばし、目を輝かせて私の話を聞いてくれるようになります。

姿勢とは「志正《しせい》」。姿勢を正すことは「志」を「正し」、自然と立ち居振舞いも変わります。体の仕組み、「正座」や「礼法」などを知れば知るほど「姿勢育」の奥深さを感じずにはいられません。もし「姿勢と健康」についてご興味があれば、お気軽にご連絡ください。全国どこでも喜んでうかがいます。

平成二十四年十一月吉日

清水　真

講演についてのお問い合わせ先

●電子メールでのお問い合わせ

メールアドレス　shinchiro2001@gmail.com

タイトル「姿勢と健康講演」にて、本文に、必ず「お名前」「ご連絡方法とご連絡先」の明記をお願いします。

●電話でのお問い合わせ

株式会社 Natural Hands

TEL：011-300-2377　FAX:011-303-8725

参考文献

『〈即効 1 分間キャットレッチ〉肩こり・腰痛　こんなにラクになるなんて！』

青春新書プレイブックス / 碓田拓磨（著）

『解剖学アトラス［大型本］』

文光堂 /Kahle（著）, Leonhardt（著）, Platzer（著）, 越智 淳三（翻訳）

〔著者略歴〕

清水 真（しみず・まこと）

1973年北海道生まれ。姿勢教育指導士。整体師。日本スポーツクラブ協会認定インストラクター。ビワの葉温灸師指導員。北海道治療家連盟理事。2001年4月より札幌市内を中心に整体院・整骨院鍼灸院を4店舗展開するNatural Hands代表取締役。
オリンピック出場水泳選手、プロ野球・プロサッカー選手のパーソナルトレーナーを経験。また雑誌やショーで活躍するファッションモデルの小顔矯正や骨盤矯正などを担当する。
12年間でのべ12万人以上の体をみてきた経験から、「姿勢」が健康に及ぼす要因を考える。2010年から全国の高校を中心に「姿勢と健康」の講演を開始。姿勢が身体に与える影響を広く世間に普及させるために、啓蒙している。

ホームページ　http://shimizumakoto.com
BLOG　→影響マンで検索

講談社の実用BOOK

ねこ背《ぜ》は「10秒《びょう》」で治《なお》る！
身長《しんちょう》が伸《の》びる、やせる！　背《せ》伸《の》ばし体操《たいそう》

2012年11月15日　第1刷発行
2013年 3 月25日　第2刷発行

著　者――――――清水《しみず》 真《まこと》

装　幀――――――内山尚孝（next door design）
カバーイラスト―――浅妻健司
本文イラスト――――水口アツコ、グァバ・ローナ（AMI）
本文デザイン――――小林美代子（AMI）
編集協力 ――――――稲田智子

発行者――――――鈴木 哲
発行所――――――株式会社 講談社
東京都文京区音羽2-12-21　〒112-8001
電話　編集部03-5395-3529
販売部03-5395-3625
業務部03-5395-3615

本文組版――――――朝日メディアインターナショナル株式会社
印刷所――――――豊国印刷株式会社
製本所――――――株式会社国宝社

落丁本・乱丁本は、購入書店名を明記のうえ、小社業務部あてにお送りください。
送料小社負担にてお取り替えいたします。
なお、この本の内容についてのお問い合わせは生活文化第二出版部あてにお願いいたします。
定価はカバーに表示してあります。
ISBN978-4-06-299778-2